供乳腺专科护士、本科护理学类专业用

乳腺疾病护理学

主　编　韦长元　韩宝三
副主编　刘　齐　卢运红　毕　艳
编　委（按姓氏笔画排序）

王慧玲	广西医科大学附属第三医院	严靖雯	中山大学孙逸仙纪念医院
韦长元	广西医科大学护理学院	杨伟萍	广西医科大学附属肿瘤医院
韦荣泉	广西医科大学附属肿瘤医院	张　欢	重庆大学附属肿瘤医院
韦瑜群	广西医科大学附属肿瘤医院	张丽萍	中山大学肿瘤防治中心
邓秋莹	广西医科大学附属肿瘤医院	陈　莹	广西医科大学附属肿瘤医院
卢运红	广西医科大学护理学院	罗　君	广西医科大学护理学院
毕　艳	解放军总医院第五医学中心	胡元萍	中南大学湘雅医院
刘　齐	广西医科大学护理学院	姚　冰	广西医科大学附属肿瘤医院
江锦芳	广西医科大学附属肿瘤医院	韩宝三	上海交通大学医学院附属新华医院
孙　丽	南京医科大学附属肿瘤医院	谭虹虹	广西医科大学附属肿瘤医院

科学出版社

北　京

内 容 简 介

　　本书主要阐述了乳房的解剖和生理，乳房的评估和检查，常见乳腺疾病的病因及发病机制、临床表现、辅助检查、治疗原则以及护理等。乳腺癌的内容是重点部分，本书不仅介绍了乳腺癌的常用治疗方式，包括手术治疗、化学药物治疗、放射治疗、内分泌治疗、生物免疫治疗、靶向治疗等，还介绍了乳腺癌并发症护理的内容，如乳腺癌术后患肢淋巴水肿、乳腺癌骨转移学。另外，本书新增特色内容，如乳腺癌患者信息化管理与乳腺癌骨转移的护理等。

图书在版编目（CIP）数据

乳腺疾病护理学 / 韦长元，韩宝三主编. —北京：科学出版社，2022.11
ISBN 978-7-03-067802-7

Ⅰ. 乳… Ⅱ. ①韦… ②韩… Ⅲ. 乳房疾病–护理学 Ⅳ. R473.71

中国版本图书馆 CIP 数据核字（2020）第 264725 号

责任编辑：段婷婷　王昊敏 / 责任校对：韩　杨
责任印制：苏铁锁 / 封面设计：蓝正设计

科 学 出 版 社 出版
北京东黄城根北街 16 号
邮政编码：100717
http://www.sciencep.com

北京凌奇印刷有限责任公司 印刷
科学出版社发行　各地新华书店经销
*
2022 年 11 月第 一 版　开本：787×1092　1/16
2023 年 1 月第二次印刷　印张：7 1/4
字数：169 000

POD定价：　37.80元
（如有印装质量问题，我社负责调换）

序

窗间过马，时光如逝。2017年《乳腺疾病学》由人民卫生出版社出版至今，已近5年。作为该书的主编，修书之时承蒙韦长元教授鼎力相助，执笔撰写了其中的重要章节，为该书增色添彩，特此感谢。

韦长元是国内有名的肿瘤学专家、广西医科大学教授，曾赴法国巴黎亨利−蒙多尔医院（Henri-Mondor Hospital）乳腺整形中心做访问学者，长期从事肿瘤防治研究工作，有丰富的临床经验，尤其在乳腺癌的防治方面有较高的造诣。在从临床一线跨界到护理学院主持工作之后，潜心护理专科发展，优化护理服务内涵，特别在乳腺疾病的整体护理方面见解独到，提出了很多有价值的学术观点。由其领衔主编的《乳腺疾病护理学》一书的出版将衔接乳腺疾病的基础与临床，带来护理理论的新视角。

《乳腺疾病护理学》一书从护理的角度概括了各种乳腺疾病的发生、发展和临床表现，阐述了疾病的特点、护理评估、护理诊断、护理措施。整体护理的一项重要内容就是全人照护，即患者到医院后，一切护理都应该由受过严格训练的专业护士来完成。该书恰好和整体化、连续化、专业化、个体化和人性化的现代整体护理相吻合，该书的特点在于强调了如何观察病情，如何判断及处理患者伤情的反应，如何帮助护士和其他医务工作者评价和量化患者的临床指征，同时也突出了人的个性和社会性。护士不仅仅要关注患者的疾病反应，还要观察患者的社会反应和心理反应。在医学科学飞跃发展的今天，新的知识和新的技术不断涌现，临床护理工作也向专、深、细方向发展。《乳腺疾病护理学》一书弥补了传统教科书某些理论的缺陷和专科护士所需要的护理知识、护理技能的不足，就提高乳腺疾病专科护理水平做好优质护理，强化专科护理专业化建设的重要性。此书的编写正是针对乳腺疾病专科护理的特点，以人的健康为中心，以提高临床实际操作技术为目的，以整体护理为方向，以护理程序为框架，侧重于专业理论技术与临床应用的结合。

该书内容丰富、新颖，易学易懂，适用于护理本科生阅读，为培养理论扎实、技术娴熟、专科能力强的本科专业人才提供新知识、新理念的强力支撑；更利于专科护士学习，为专科护理提供了高质量的教学指导，使学员开拓思路、借鉴经验、提高护理质量，达到改革护理模式、履行护理职责、提供优质护理、提高护理水平的目的。

《乳腺疾病护理学》的出版为全国乳腺专科人员的思维和观点相互碰撞提供了一个良好的平台，该著作的出版发行将对提高广大乳腺疾病相关领域学者的理论基础，促进我国乳腺专科医学事业进一步发展起到积极的推动作用。

是乎，聊写几笔，贵在相互鼓励和支持！

《乳腺疾病学》主编

2022 年 8 月

前　　言

医护科学发展日新月异，乳腺疾病的基础与临床研究成果层出不穷，许多新知识、新技术和新方法相继面世。每一个成果的取得，都离不开医护人员和科研工作者的通力合作和辛苦付出，特别是临床研究成果的取得，离不开日夜辛苦工作的护理人员的努力。目前，乳腺癌或乳腺疾病护理的专著较少，为了进一步发挥护理工作在乳腺疾病防治中的作用，为乳腺专科护士及护理专业学生提供全面、系统的指导，特组织国内志同的医护人员编写《乳腺疾病护理学》。

本书以乳腺疾病护理为主题，在编写过程中强调了目标性和系统性，科学性与专业性，实践性与创新性，多元性与统一性。本书按照生物-心理-社会医学模式，结合作者的临床实践经验，在内容编排上，先介绍乳腺疾病的病因及发病机制、临床表现、辅助检查、诊断、治疗处理原则等内容，再按照护理程序，重点介绍乳腺疾病的护理评估、护理诊断、护理措施等护理过程中的具体技术与操作技巧。本书系统地介绍了乳腺疾病治疗过程中全面的规范性护理，融入了乳腺疾病基础与临床研究最新成果应用的护理体会，引入了借助互联网进行院内、院外的乳腺癌患者管理、康复及生活指导等内容。本书内容既突出了乳腺疾病的整体护理和个体化护理的观念，也体现了乳腺专科护理特色和综合治疗的护理效果，较好地融合了医护人员在乳腺疾病护理中的整体性、统一性、规范性，并突出了实用性、指导性和专业性。

从社会发展现状看，护理人员不仅要关注患者的健康恢复，更要关注全人类潜在的健康问题，护士的角色已经从以疾病为中心模式中的医生的助手、医生的伙伴向以健康为中心模式中的"独立地向社会提供初级卫生保健的最主要力量"转变。因此，本书在每一个章节中都特别强调了心理护理和健康教育，目的是引导护理人员从整体关注每个患者，旨在能够系统、全面、规范地指导护理人员从事乳腺疾病护理工作，提高其护理工作的质量，保证医护工作者的护理能力、护理水平跟上我国乳腺疾病防治事业快速健康发展的速度。

本书是由经验丰富的乳腺科护士、临床医生以及护理专业教师共同合作编写，这支编写队伍是一个严谨求实、精益求精的集体，呈现出来的内容都体现了各位编写人员厚实的基础理论与丰富的实践经验。各位作者编写的内容都是在组织讨论后，几经修改，力求全面、系统、规范。由于编者水平有限，书中可能存在疏漏之处，企盼同仁们不吝赐教，以便修正。愿本书成为乳腺疾病护理工作者的良师益友，为促进我国乳腺疾病护理水平贡献微薄力量。

特别鸣谢中科院肿瘤医院王昕教授，中山大学肿瘤防治中心谢小明教授、韦尉东教授，湖南省肿瘤医院毛杰教授，重庆大学附属肿瘤医院郑晓东教授，广西医科大学附属肿瘤医院刘斌教授、袁振钊教授、覃庆洪副教授，海南医学院第一附属医院范平明教授，深圳北大医院李天石教授等专家对本书的编写组织和审核等工作所做出的努力。

主编

2022 年 8 月

目　　录

第一章　概论……………………………………………………………………………1

　　第一节　乳房的解剖和生理概要………………………………………………………1

　　第二节　乳房的评估……………………………………………………………………8

　　第三节　乳腺疾病概述…………………………………………………………………11

　　第四节　乳腺疾病的预防与保健………………………………………………………12

第二章　急性乳腺炎的护理………………………………………………………………19

第三章　乳腺囊性增生病的护理…………………………………………………………23

第四章　男性乳房肥大症的护理…………………………………………………………26

第五章　乳腺良性肿瘤疾病的护理………………………………………………………30

　　第一节　乳腺纤维腺瘤…………………………………………………………………30

　　第二节　乳腺导管内乳头状瘤…………………………………………………………32

第六章　乳腺恶性肿瘤疾病的护理………………………………………………………34

　　第一节　乳腺癌概述……………………………………………………………………34

　　第二节　乳腺癌患者手术治疗的护理…………………………………………………42

　　第三节　乳腺癌患者化学药物治疗的护理……………………………………………45

　　第四节　乳腺癌患者放射治疗的护理…………………………………………………53

　　第五节　乳腺癌患者内分泌治疗的护理………………………………………………59

　　第六节　乳腺癌患者靶向治疗的护理…………………………………………………70

　　第七节　乳腺癌术后患肢淋巴水肿的预防和护理……………………………………76

　　第八节　乳腺癌骨转移的护理…………………………………………………………84

　　第九节　乳腺癌的康复护理……………………………………………………………93

第七章　乳腺癌患者信息化管理与护理应用……………………………………………101

　　第一节　乳腺癌患者信息收集系统……………………………………………………101

　　第二节　乳腺专科网络防治指导中心的构建与患者的护理应用评估………………103

参考文献……………………………………………………………………………………106

第一章　概　　论

第一节　乳房的解剖和生理概要

一、乳房的位置与形态

（一）位置

正常情况下，乳房位于前胸的第 2 至第 6 肋骨水平之间，其内缘为胸骨旁线，外缘达腋前线，乳房肥大时可达腋中线，其中内侧 2/3 位于胸大肌表面，外侧 1/3 则位于前锯肌表面。成年女性未孕、未哺乳的乳房，为规则的半球形，饱满、紧致而富有弹性，两侧基本对称，或略有大小和高低差异（相差在15%以内属于正常），哺乳后可轻度下垂。约95%的乳房外上方有一狭长的乳腺组织延伸到腋窝，为乳房的尾部，又称腋尾部。临床上为了检查记录方便，以乳头为中心作垂直线和水平线，将乳房分为 5 个区：即内上象限区、内下象限区、外上象限区、外下象限区和中央区。

（二）乳房的外部形态

受遗传、年龄、营养、运动、生活习惯、妊娠及哺乳等因素的影响，乳房外部形态表现出较大的差异。根据乳房基底横径、乳房凸度和下垂程度的不同，成年女性的乳房形态可分为 6 种。

（1）扁平形：乳房前突的高度明显小于乳房基底部的半径，乳房平坦。

（2）碗圆形：乳房前突的高度略小于乳房基底部半径，乳房稍隆起，但有清晰的乳房轮廓，如碗盘状，边界不甚明显，站立与仰卧位乳房形态无明显变化。

（3）半球形：乳房前突的高度等于乳房基底部半径，形似半球形。乳房与周围胸壁边界明显，在胸前壁的隆起呈陡然凸起状，卧位时乳房曲线比较明显。

（4）圆锥形：乳房前突的高度大于乳房基底部半径，凸出更加明显，乳房下缘与胸前壁所形成的角度小于 90°，形成明显的下弧线，立位时乳房高耸而微垂。

（5）下斜形：乳房前突程度大，乳房下缘与胸壁形成的夹角小于 90°，乳房乳轴稍下移。

（6）下垂形：乳房巨大，乳房的前突程度更大，轴长远大于乳房基底部半径。仰卧位时乳房向外侧垂展呈盘状，站立时呈袋状下垂。

另有一种分类方法将乳房形态分为 4 种类型，即圆盘形、半球形、圆锥形和下垂形，这样的分法更简单，可应用性强。我国成年女性未经哺乳者乳房多为半球形或圆锥形。

乳房下垂程度根据乳房下皱襞与乳房下极的关系，分为轻度下垂、中度下垂和重度下垂。其中，乳房下极超过乳房下皱襞小于 2cm 为轻度下垂，小于 3cm 为中度下垂，超过 3cm 为重度下垂。也可根据乳头与下皱襞的关系分度，乳头在乳房下皱襞水平为轻度下垂，乳头低于下皱襞但未超过乳房下极水平为中度下垂，乳头低于下皱襞且超过乳房下极水平为重度下垂。严重乳房下垂会影响患者的生活质量，可以行乳房整形手术改善。

二、乳房的局部解剖学

乳房和乳腺不是同一个概念，乳房的组织结构主要是由表面的皮肤、乳腺、支持腺体稳定的结缔组织和起保护作用的脂肪组织所构成。乳房最重要的结构是乳腺，由实质和基质两部分组成。实质由树枝状导管分支的小叶腺泡组成。基质由纤维结缔组织组成，包括脂肪组织、血管、神经和淋巴管等。乳腺是乳房泌乳功能的重要组织学基础，也是乳腺疾病的常见发病部位。"乳房"多数用于美学视角，而"乳腺"侧重用于功能学的表述。

乳房在出生时没有腺体结构，只有简单的复管泡样组织，出生后长时间处于静止状态。随着身体的发育，男性乳房复管泡样组织逐渐退化，而女性乳房则随年龄以及女性生殖系统的不同生理状态而发生较大的变化。在青春期以前，乳腺基本处于静止状态。进入性成熟期后，在卵巢性激素的作用下乳房逐渐发育，20 岁左右发育完善。乳房发育主要包括结缔组织和乳腺腺泡数量的增多和体积的增大，以及输乳管系统的丰富。40 岁左右乳房开始逐渐退化，绝经后退化更为明显。除随年龄变化之外，同一年龄阶段，乳房还会随着月经周期发生周期性变化，这些变化是在复杂的神经和激素的相互作用下发生的。成年女性乳腺在妊娠期和哺乳期称为活动期乳腺，其余时间称为相对静止期乳腺。部分男性也会在青春期和更年期出现乳头疼痛，多数是由于男性乳腺发育，少数男性乳房增大且有肿块。男性乳腺癌的发病率为女性乳腺癌的 0.5%～1.0%，可通过超声和磁共振检查，排除乳腺癌可能。

（一）乳腺实质的基本结构

乳腺实质由导管、乳腺小叶和腺泡组成。乳腺的各级导管呈树枝状，是由总导管-输乳管逐级分支为小叶间导管，小叶间导管再进一步分支为小叶内导管，之后与腺泡相连。静止期乳腺也可见各级导管。近乳腺小叶的一段终末导管与腺泡共同构成终末导管小叶单元，这也是乳腺癌最常见的发生部位。

乳腺被结缔组织分隔为 15～20 个乳腺叶，每个乳腺叶是一个独立的腺体单元，有一条主输乳管，开口在乳头的顶端，孔径为 0.4～0.7mm，乳腺叶和输乳管的数目是一致的。在乳晕下每条输乳管扩大成窦，为输乳管窦。经产妇的输乳管窦可有部分相互融合而形成乳管池。每条主输乳管连同它的分支和末端腺泡呈树状结构，周围以结缔组织包绕，故乳腺叶大致呈锥体形，以乳头为中心呈放射状排列。乳腺叶由较致密的结缔组织分隔，并由脂肪组织包围，其间结缔组织呈网织状伸入叶内，把每个乳腺叶分成 20～40 个乳腺小叶，每个小叶的平均直径约 0.5mm。小叶间的结缔组织虽较致密，但成纤维细胞却较少；而小叶内的结缔组织则较疏松，腺细胞较多，胶原纤维少，几乎没有脂肪。这样的组织结构有利于腺泡和终末导管在妊娠期、哺乳期增生和膨大。

乳腺小叶的结构受激素的影响而变化，没有经过完整妊娠和哺乳过程的静止期乳房的乳腺组织并未充分发育，因而乳腺叶和乳腺小叶都不明显，腺泡和终末导管的界限不明显。活动期乳腺的乳腺小叶为复管泡状腺，分支的末端膨大成为腺泡，腺泡的直径为（44.8±8.2）μm，腺泡汇聚于腺泡管，继而与终末导管相连，腺泡主要构成乳腺的分泌部。每个乳腺小叶由 10～100 个腺泡组成。

乳腺体内的结缔组织含成纤维细胞和脂肪细胞较多，还有少量的巨噬细胞、淋巴细胞、浆细胞。乳腺的基质内还有血管、淋巴管和神经。

（二）乳头和乳晕的组织结构

乳房中央区向乳房表面呈圆柱状突起，称为乳头。未哺乳青年女性的乳头位于第 4 肋间隙或第 5 肋与锁骨中线交点处，一般略向外下方，通常双侧乳头对称。乳头的大小及其高度差异较大，一般情况下，乳头直径为 0.8～1.5cm，高度为 0.8～1.2cm。正常的乳头表面有许多呈草莓样的凹陷，其内是输乳管的开口，一般有 15～20 个。乳头为一圆柱或圆锥形的凸起，皮肤无毛。表皮为角化复层扁平上皮，上皮内的黑色素细胞较多。真皮层乳头较长，真皮内的毛细血管贴近表面，因此幼儿和肤色浅的人，此处的皮肤较红。经过青春期发育后，乳头的表皮色素增加，妊娠期色素增加更多，经产妇乳头的颜色也变深。散在的皮脂腺开口于乳头表面。乳头内部的结缔组织由较为致密的胶原纤维和弹性纤维组成。弹性纤维延伸至乳晕皮肤下面，使其皮肤皱缩。其肌纤维组织为平滑肌，分为纵行和环形平滑肌束，纵行肌与输乳管平行排列，而环形肌环绕在乳头内和乳头的基部。当乳头受刺激时肌肉收缩，可使乳头勃起、变硬、变小。在乳头真皮内的输乳管之间有皮脂腺，开口于输乳管。丰富的游离神经末梢主要集中在乳头顶部的皮肤内，侧面分布则较少。

乳头周围的环形色素沉着区域为乳晕。乳晕直径一般为 3.5～5.0cm，不同的人群、不同的年龄其差别较大，有些女性乳头基底部即为正常皮肤，几乎看不到乳晕。乳晕内有汗腺和皮脂腺，乳晕腺是一种皮脂腺，由表皮衍化而来，开口于皮肤表面，其结构介于汗腺和乳腺之间，分泌脂样物，对乳头和乳晕起润滑作用，可在妊娠期和哺乳期变大，像一个小丘疹，分泌一种能润滑和保护乳头的物质，至绝经期后逐渐退化。乳晕边缘有大汗腺，其分泌物有特殊气味，但多数人的这种大汗腺已经退化。

（三）乳房的血液循环和淋巴回流

乳房属于血液循环较为丰富的器官之一。乳房的动脉血液供应主要来自胸廓内动脉、胸外侧动脉和肋间动脉的穿支。胸廓内动脉占乳房的 60% 的血液供应，30% 由胸外侧动脉供应，另外 10% 由胸肩峰动脉穿支和第 2～5 肋间动脉穿支、肩胛下动脉和胸背动脉等供应。乳头和乳晕的血液供应由三组细小的血管网组成，即乳晕深面的真皮下血管网、乳晕导管周围和乳头下方的毛细血管网、乳晕周围动脉环上的辐射状分支，这三组血管网相互吻合。

乳房的静脉与淋巴管紧密伴行，乳房的静脉可分为浅、深两组。浅静脉位于浅筋膜浅层的深面，其静脉回流的方向有横向和纵向两类，大部分是横向回流到胸廓内静脉，也有经胸骨边缘越过中线而与对侧吻合；纵向回流自下而上回流至颈根部的颈前静脉。浅静脉在皮下形成网状，乳晕部围绕乳头组成乳晕环。乳房深静脉回流有三条径路：①经胸廓内静脉的穿支注入同侧无名静脉；②直接注入肋间静脉，再经肋间静脉与椎静脉的交通支，引入奇静脉、半奇静脉和上腔静脉；③直接经胸肩峰静脉、胸外侧静脉、肩胛下静脉引流乳腺上外侧的静脉血汇入腋静脉，而后进入锁骨下静脉及无名静脉和上腔静脉。

乳房的淋巴网甚为丰富，乳房皮下或乳头淋巴管丛通过体表淋巴管道回流，它们相互沟通汇流到乳晕下丛，通过垂直淋巴管与真皮淋巴管连接，由表及里，从乳晕下丛到小叶周围再到真皮下丛。淋巴液单向流动，其淋巴液输出有四个途径：①乳房大部分淋巴液流至腋淋巴结，部分乳房上部淋巴液可直接流向锁骨下淋巴结；②部分乳房内侧的淋巴液通过肋间淋巴管流向胸骨旁淋巴结；③两侧乳房间皮下有交通淋巴管；④乳房深部淋巴网可沿腹直肌鞘和肝镰状韧带通向肝。

腋淋巴结的解剖学分组包括外侧淋巴结、胸肌淋巴结、肩胛下淋巴结、中央淋巴结和尖淋巴结，也称之为外侧群、前群、后群、中央群和尖群。由于这些淋巴结并没有明确的界限，临床实践中，通常以胸小肌内外缘为标志将腋区淋巴结分为三组。

Ⅰ组：胸小肌外侧腋淋巴结。

Ⅱ组：胸小肌后方的腋静脉淋巴结和胸大、小肌间淋巴结（Rotter淋巴结）。

Ⅲ组：胸小肌内侧锁骨下静脉淋巴结。

乳腺癌癌细胞可通过淋巴管转移到区域淋巴结，也可直接通过静脉途径播散发生骨、肺、肝脏等远处转移。

（四）乳房的神经支配

乳房的神经支配来源于自主神经的交感神经和躯体神经的脊神经。脊髓第2～6胸节的灰质侧角是支配乳房的交感神经中枢。通过第2～6肋间神经的外侧皮支（又称乳房外侧支）分布至乳房，部分交感神经纤维沿胸外侧动脉和肋间动脉进入乳房，分布于其皮肤、血管、乳头、乳晕和乳腺。其主要功能是传递中枢神经的信号，支配乳腺腺体的正常分泌和平滑肌的收缩。第3、4颈神经的前支和第2～6肋间神经的皮肤支是乳房的躯体神经传输途径。乳房上部皮肤感觉来源于颈丛，第3、4颈神经的前支通过颈丛的锁骨上神经分布到胸上部，支配乳房上部的皮肤。乳房下部皮肤感觉来源于肋间神经的皮肤侧支，分内侧支和外侧支，内侧支自胸骨旁穿出胸大肌支配乳房内侧皮肤，外侧支在腋前线前锯肌突出，支配乳房外侧部皮肤。其主要功能是将乳房的躯体感觉传输至大脑中枢。支配乳头的神经主要是第4肋间神经的外侧皮神经，该神经在腺体后面距腺体边缘1.5～2.0cm处穿过腺体而分布于乳头。躯体表面的标示为胸大肌外缘与第4肋间隙的交汇点，左侧乳房相当于4点钟位置，右侧乳房相当于8点钟位置。第3和第5肋间神经外侧皮支和前皮支也部分参与乳头的支配。临床外科取乳晕缘手术切口时应尽可能避免损伤乳头的神经。

肋间臂神经多数起源于第2肋间神经的外侧皮支，属于感觉神经，主要负责上臂内侧和腋窝皮肤的感觉。实际上肋间臂神经的变异很常见，也可以伴随和交通于第1和第3肋间臂神经。肋间臂神经并不完全是感觉神经，个别可以混合有运动神经，支配胸壁肌肉。

三、乳腺的生理学

（一）女性乳房的生理功能

1. 哺乳 乳房是哺乳动物所特有的哺育后代的器官，哺乳是乳房最基本的生理功能。乳腺的发育、成熟都是为哺乳活动做准备，产后在大量激素的作用和婴儿的吸吮刺激下，乳房开始规律地产生并排出乳汁，供婴儿成长发育之需。

2. 第二性征 乳房是女性第二性征的重要标志。乳房在月经初潮之前 2～3 年，即 10 岁左右已开始发育，标志着女孩青春期的开始，是最早出现的第二性征。拥有一对丰满、对称且外观漂亮的乳房也是女性形体美的一个重要组成部分。

3. 参与性活动 在性活动中，乳房是女性除生殖器以外最敏感的器官，在性活动中占有重要地位。在触摸、爱抚、亲吻等性刺激时，乳房可表现为乳头勃起，乳房表面静脉充血，乳房胀满、增大等反应。随着性刺激的增大，这种反应也会增强，至性高潮来临时，这些变化达到顶点，消退期则逐渐恢复正常。

（二）女性各个时期乳房的变化

1. 新生儿期 出生后 3～5 天内，由于胎盘带来的母体激素和缩宫素的作用，约 60% 的新生儿乳腺导管上皮可有增生，管腔增大，导管上皮向管腔内分泌少量乳汁样物质，临床上可表现为乳头下出现 1～2cm 的硬结，并可有少量乳汁样分泌，称为生理性乳腺肥大。随着新生儿体内母体激素量的逐渐降低，这一现象将在出生后 2～3 周消失，乳房复原进入相对静止状态。

2. 幼童期 幼童期儿童的体格在生长发育，而性腺和生殖器官则维持幼稚状态，乳房亦呈静止状态，表现为乳腺的退行性变化。女性的静止状态较男性的不完全，偶可见乳腺导管上皮细胞增生的残余改变。此期从新生儿期后至 10 岁左右。

3. 青春期 青春期开始后，下丘脑和脑垂体的促性腺激素的分泌量增加，作用加强；卵巢增大，卵泡细胞对促性腺激素的感应性提高，卵泡进一步发育并产生性激素。在性激素的作用下，生殖器官发育，乳房也开始发育，变得丰满，乳头增大，乳晕色素增多。乳房增大的主要组织学基础为纤维间质增生及皮下脂肪的显著堆积，乳腺组织形态与幼儿期无明显差异。这一时期，乳腺导管系统开始生长发育，在雌激素、孕激素作用下，末梢小管生芽并出现腺上皮，大大增加了哺乳期分泌乳汁所需的功能性乳腺组织表面积，在雌激素的作用下，适量脂肪组织沉积，为青春期大量乳腺导管增生形成所需的疏松基质。

乳房大小与乳腺细胞对雌激素的反应能力、乳房始基细胞的数量这两个因素有关。10～12 岁的女孩处于乳房发育的初期，常常出现双侧乳房呈不对称的增大，这种现象并非生理异常，这种不对称增大随着乳房的发育完善能逐渐自行矫正，无需特殊处理。乳腺细胞对激素的反应能力不同可造成双侧乳房发育大小不同，而乳房始基细胞数量的多少又直接影响乳房发育的大小，因此临床上常可见到同一个体双侧乳房发育不对称。青春期后乳房出现的异常增大，通常是青春期乳房发育过程中受到雌激素过度刺激，乳腺组织反应特别敏感，产生异常的靶器官效应而引起的。

4. 性成熟期 经过青春期发育的乳房，乳腺组织学结构已臻完善，约自 18 岁起开始进入性成熟期，历时约 30 年。规律的月经周期是性成熟的主要标志。进入性成熟期后，卵巢出现规律的卵泡发育、排卵、黄体生成、黄体萎缩和白体生成的周期性变化。由于激素的影响，乳房的形态、组织学结构随着月经周期中周期性的卵泡期、黄体期激素波动呈现缓慢的规律变化。

（1）静态期：此期相当于月经卵泡期的前期。新一组卵泡随着新一轮月经周期的开始而孕育，雌激素水平随着卵泡的发育也逐渐开始递增，但由于总量较低，尚达不到启动对乳腺产生刺激的阈值，此期乳房处于静止状态，月经周期的第 5～7 天腺泡最小，是进行乳腺检查的最佳时期。

（2）增殖期：相当于月经周期的卵泡期后期、排卵期和黄体前期，也就是雌激素水平峰值前后。尽管卵巢的排卵功能只有两天左右，但乳腺在此时期的变化却持续 10 天左右。伴随着卵泡的发育和逐渐成熟，雌激素水平也逐渐升高，当其分泌量达到一定水平（阈值）时，开始对乳腺产生刺激，使乳腺出现增殖性变化，这一时期从排卵开始前持续至排卵后。在雌激素刺激作用下，上皮细胞合成核糖核酸，使细胞核内的核仁变大，细胞质内的细胞器如线粒体和高尔基复合体在数量上和体积上都有所增加，核蛋白体也增多，组织学上表现为乳腺导管延伸增长，管腔扩大，内衬的上皮细胞增生肥大，乳腺导管末端分支增多。此期是乳房发育期乳腺发育的关键，也是增生性疾病发生的基础。

（3）分化分泌期：相当于月经周期的黄体中、后期（即月经前期）。随着成熟卵细胞的排出和卵巢的逐渐黄体化，雌激素水平开始下降，代之以孕激素水平逐渐升高。在孕激素以及一些与代谢有关的激素（如肾上腺皮质激素和胰岛素等）影响下，腺体内小导管进一步扩张，在增殖期增加的末端导管上皮细胞分化扩张为新的腺泡，与新增的小叶管共同构成新的小叶。35～40 岁以后，乳腺在该期不再有此变化。所以从生理学和组织学的角度来看，40 岁以后没有新的小叶形成，也不可能出现乳腺小叶增生。与此同时，乳腺进入分泌期，可有含少量脂肪组织的分泌物产生，并在导管和腺泡内潴留，同时，由于乳腺导管周围的结缔组织出现增生和钠水潴留，可导致乳房水肿。40 岁以后，尽管小叶分化停止，但分泌活动依然存在。这些综合改变的叠加效果使乳房体积变大，平均增加 15～30cm³。此期为月经前 5～7 天至月经来潮时为止。

（4）退化复原期：几乎与月经期同步。月经来潮后，作为性激素的两个靶器官，子宫内膜开始脱落，乳腺也进入复原期，发生相应的变化，主要表现为在增殖期增加的乳腺导管末端和乳腺小叶出现退化复原，小导管及其末端萎缩变小，腺泡上皮细胞萎缩脱落，腺泡腔变窄或消失，腺泡变成近似实心的条索。乳房中多余的水分被吸收，乳房变软、变小。如果此期乳腺没有完全退化或复原不全，可能会成为乳腺小叶增生的发生基础。当导管功能不完善时，脱落的上皮细胞和残余分泌物不能有效排出，就构成了乳房囊性增生的条件。

5. 妊娠期 妊娠期乳腺在卵巢分泌的雌、孕激素以及催乳素等激素的联合作用下，导管-小叶-腺泡系统发生重大变化，乳腺导管呈簇状萌芽，末端部分延伸延长，出现较多分支。从妊娠 3 个月起，腺泡内出现类初乳样的物质，逐渐由脂肪滴聚集，小叶间的结缔组织开始大量减少，腺泡增生扩大。妊娠第 5～6 周后，乳房体积增大，充血明显，浅表静脉扩张，皮肤出现白纹。乳房腺体较韧，乳头增大，易勃起，乳头、乳晕着色加深，乳晕上的皮脂腺肥大并形成散在的小隆起，乳房饱满，体积变大。至妊娠晚期，有初乳形成并分泌。妊娠期是乳房的活动期，是受机体内分泌影响最大的时期，乳房的改变也最明显，但各部位的改变并非完全同步。双侧乳房的变化有一定的差异，同侧乳房不同部位的改变亦有差异。

6. 哺乳期 分娩后的第 2 天开始，乳房可出现胀硬，常伴有不同程度的疼痛，一旦开始哺乳，胀痛即消失。乳汁的分泌量受诸多因素影响，但与妊娠期乳腺小叶发育程度关系最为密切。哺乳期乳腺小叶及分泌管既有分泌功能，同时也有储存乳汁的功能。分娩时胎盘催乳素、雌激素水平随着胎盘的剥离而急剧下降，胎盘催乳素在分娩后数小时内消失，孕激素则在分娩几天后下降，而雌激素在产后即迅速下降，至产后 5～6 天内下降至基线水平。雌激素不仅增强催乳素对乳房的发育作用，还能抑制其与腺泡靶细胞的结合，从而具有抑制乳汁分泌的作用。产后呈低雌激素、高催乳素水平。婴儿的吸吮不断刺激脑垂体释放催乳素，哺乳是对催乳素释放最有效和最特异性的刺激，吸吮并排空乳房对泌乳具有很大促进作用。乳腺小叶的发育程度是乳汁分泌多寡的决定因素。如果妊娠期乳腺小叶未能充分发育，哺乳期亦会处于比较静止的状态，只有通过多次妊娠才可能使此种发育较差的乳腺小叶继续发育。妊娠和哺乳可以促使未分化的上皮细胞进一步分化为腺泡，因此能促使乳腺单纯性增生症状明显缓解或消退。

7. 围绝经期 围绝经期从卵巢功能出现衰退的征兆开始，一直持续到最后一次月经后一年。随着月经的紊乱，月经周期不再规律变化，月经量稀少或者逐渐停止，乳房也出现相应的变化，腺体全面萎缩，乳腺小叶数量减少，乳腺腺体缩小，小导管萎缩退化，脂肪组织增多沉积代替萎缩的腺体，乳房体积非但不缩小反而增大。在此时期内，腺体萎缩的同时，会出现部分小导管囊状扩张，称为囊状萎缩，表现为小的囊状导管形成，一般直径在 0.5cm 左右，临床上要注意与退化不全的腺叶相区别。

8. 老年期 女性 60 岁以后进入生物学意义的老年期，乳房退化更加明显。乳房中已无乳腺小叶或仅有少许小叶残留，乳房间质组织中脂肪逐渐被吸收，胶原纤维及结缔组织细胞明显减少，偶可见钙化。乳房实质中，腺泡及小导管均萎缩，最后只保留少数分散的导管，部分人存有未消失的囊状萎缩。

纵观女性一生，乳房的发育主要是在性激素的作用下，进行增生、复原和退化。它的功能依赖于机体完善的内分泌系统，其生理活动受垂体激素、肾上腺皮质激素及性激素的控制和调节，这些激素自幼年开始到老年在各期交替出现。每个女性的乳房增生、复原、退化的过程及其改变大致相仿，但程度却因人而异，甚至在同一人的不同侧乳房的不同部位的改变也不相同。一般情况下，乳房组织异常变化发生在复原退化期，35～40 岁之前主要为乳腺小叶和小导管的异常增殖，40～45 岁时常为上皮细胞的萎缩性改变，46～50 岁时常为乳腺导管囊状扩张，50 岁以后常表现为小乳腺导管闭塞，血管消失，结缔组织玻璃样变性等。

第二节　乳房的评估

一、健　康　史

（一）一般情况

1. 年龄　患者的年龄与所患的乳房疾病关系密切。急性乳腺炎多为产后哺乳的妇女，尤以初产妇更为多见，常发生在产后 3～4 周。乳腺囊性增生病常见于中年妇女。乳腺结核好发于中、青年女性。在乳房肿瘤中，乳腺纤维腺瘤常见于青年女性，高发年龄为 20～25 岁，其次为 15～20 岁和 25～30 岁；乳腺导管内乳头状瘤多见于经产妇，40～45 岁居多；乳腺肉瘤在临床上多见于 50 岁以上的妇女；乳腺癌的发病率在 20 岁以后逐渐上升，45～50 岁较高，绝经后发病率继续上升，可能与年老者雌酮含量升高有关，与西方国家相比，我国乳腺癌的高发年龄更小。

2. 性别　乳房疾病是妇女常见病，其中，乳腺癌的发病率占女性恶性肿瘤的第一位。男性乳腺癌极少见，发病率约为女性的 1%。雌激素过多、雄激素不足、垂体腺瘤、甲状腺疾病、肾上腺皮质疾病、睾丸肿瘤及肝脏疾病等可引起男性乳房肥大症。

3. 性活动　乳房具有母性功能，也有性方面的功能，直接参与人类的性活动。性活动会直接影响乳房的生理健康。女性的性压抑可以增加乳腺小叶增生及乳腺良性、恶性肿瘤的发病危险性。

4. 饮食习惯　营养过剩、肥胖、高脂肪饮食可增强或延长雌激素对乳腺上皮细胞的刺激，从而增加乳腺癌的发病机会。摄入过多高热量、高蛋白的食物或过早摄入不必要的滋补品等可引起体内内分泌功能紊乱，导致青春期女性巨乳症、男性乳房女性化或乳房畸形。

5. 环境因素　北美、北欧地区乳腺癌发病率约为亚洲、非洲地区的 4 倍，而低发地区居民移居至高发地区后，第二、三代移民的乳腺癌发病率逐渐升高，提示环境因素及生活方式与乳腺癌的发病有一定关系。环境中大量工业化学物质的污染，可导致乳腺癌的发病率增加。

（二）既往史

1. 月经史　月经初潮年龄早于 12 岁，或绝经年龄晚于 50 岁是乳腺癌的高危因素。

2. 生育史　40 岁以上未孕或初次足月产晚于 35 岁是乳腺癌的高危因素。

3. 哺乳史　若女性处于哺乳期，容易患急性乳腺炎、乳房乳汁淤积症、乳房脓肿、乳头皲裂、乳房湿疹、乳头外伤等疾病。

4. 既往所患的乳房疾病　乳腺良性疾病与乳腺癌的关系尚有争论，多数认为乳腺小叶上皮高度增生或不典型增生可能与乳腺癌发病有关。

5. 其他疾病　有无其他部位的肿瘤既往史或手术治疗史；有无传染病史，如肺结核等；

有无其他伴随疾病，如糖尿病等。

（三）家族史

评估了解患者家庭成员有无罹患乳房疾病及其他生殖系统疾病等。一级亲属中有乳腺癌病史者（尤其是生母或同胞姐妹），发病风险是普通人群的 2～3 倍，某些基因在乳腺癌家族遗传中起到重要作用。

二、乳 房 检 查

进行乳房检查时，患者最好采用端坐位或仰卧位检查，两侧乳房充分暴露，以方便对比。检查室应保持光线明亮。

（一）视诊

观察两侧乳房的大小、形状是否对称，有无凹陷或局限性隆起，乳房皮肤有无发红、水肿或橘皮样改变，浅表静脉是否扩张。两侧乳头是否在同一水平，如果乳头上方有癌肿，可将乳头向上方牵拉，使两侧乳头高低不一。乳头内陷可因发育不良引起，若是其中一侧乳头近期出现内陷，则有临床意义。观察乳头、乳晕有无糜烂。

（二）触诊

患者端坐，两臂自然下垂。若乳房肥大下垂明显，可取仰卧位，肩下垫枕，使胸部隆起。检查者采用手指掌面而不是指尖作触诊，不要用手指捏乳房组织。应按顺序对乳房外上（包括腋尾部）、外下、内下、内上各象限及中央区域做全面检查。先检查健侧，后检查患侧。

若发现乳房有肿块，应注意肿块的大小、硬度、表面是否光滑、边界是否清楚及肿块活动度。轻轻捻起肿块表面皮肤，明确肿块是否与皮肤粘连，如果有粘连而无炎症的表现，应警惕乳腺癌的可能。一般情况下，良性肿瘤的边界清楚，活动度大；恶性肿瘤的边界不清楚，质地硬，表面不光滑，活动度小。若肿块较大，还应检查肿块与深部组织的关系。可让患者两手叉腰，使胸肌保持紧张状态，若肿块活动度受限，表示肿瘤已经侵及深部组织。轻轻挤捏乳头，若有溢液，则依次挤压乳晕四周，明确并记录溢液来自哪一条乳腺导管。

腋淋巴结的检查：腋淋巴结有四组，应依次检查。患者采用直立位，检查者面对患者，以右手扪其左腋窝，左手扪其右腋窝。先让患者上肢外展，用手伸入其腋顶部，手指掌面压向患者的胸壁，然后嘱患者放松上肢，放置在检查者的前臂上，用轻柔的动作从腋顶部自上而下扪查腋顶部淋巴结，然后将手指掌面转向腋窝前壁，扪查胸大肌深面淋巴结。接着站在患者背后，扪查背阔肌前内侧淋巴结。最后检查锁骨下及锁骨上淋巴结。若发现有肿大的淋巴结，应注意其大小、质地，有无压痛、融合度、固定及活动度。

三、辅 助 检 查

（一）影像学检查

1. 乳房 X 线摄影　是常用的影像学检查方法，广泛用于乳腺癌的普查。乳腺癌的 X 线表现为密度增高的肿块影，边界不规则，或呈毛刺征。有时可见钙化点，颗粒细小、密集。

2. 超声检查　可以进行血供情况的观察，对囊性病变有检出优势，敏感性较高，可对肿瘤的定性诊断提供有价值的依据，适用于致密型乳腺病变的评价，是乳房 X 线摄影检查的有效补充。

3. MRI 检查　是乳房 X 线摄影检查和超声检查的重要补充。对微小病灶、多中心、多病灶的发现及评价病变范围有优势。

（二）活组织病理检查

常用的活组织病理检查方法有空心针穿刺活检术、真空辅助旋切活检系统、针吸活检等，前两者病理诊断准确率高，可达 90%～97%，针吸活检的确诊率为 70%～90%。

对怀疑为乳腺癌的患者，若上述方法不能明确，可将肿块连同周围的乳腺组织一并切除，做术中冰冻活检或快速病理检查，一般不宜做切取活检。

乳头溢液未触及肿块的患者，可做乳腺导管内镜检查、乳头溢液涂片细胞学检查。乳头糜烂怀疑为湿疹样乳腺癌的患者，可做乳头糜烂部刮片、印片细胞学检查或乳头区切取活检术。

四、心理-社会评估

1. 认知程度　评估了解患者对所患乳房疾病的认知程度，如对疾病的病因、临床表现、辅助检查、诊断、预后、拟采取的治疗方案或手术方案、手术后康复知识、护理方法等的了解和掌握程度。了解患者对术后康复训练和早期活动是否配合，对出院后的继续治疗是否清楚。

2. 心理承受程度　评估了解患者对手术及手术可能导致的并发症、自我形象紊乱和生理功能改变的顾虑、思想负担、恐惧、焦虑程度和心理承受能力，以提高其适应能力。

3. 家属心理状态　评估了解患者的社会支持状况。患者的朋友及家属，尤其是配偶，对患者所患疾病的相关知识如治疗方法、预后的认知程度、心理承受能力、适应水平及关心、支持程度。

4. 经济状况　评估了解患者的家庭经济状况，家庭对患者的手术、放疗、化疗等治疗方法的经济承受能力。

第三节　乳腺疾病概述

乳腺疾病是一个非常宽泛的概念，总体来说，乳腺疾病可分为良性乳腺疾病和恶性乳腺疾病。乳腺疾病是源于乳腺腺体、脂肪、淋巴、血管、乳头等乳腺相关组织的疾病，包括乳腺炎症性疾病、多乳畸形、乳腺囊性增生、乳腺肿瘤及男性乳腺发育等。

一、乳腺疾病的常见病因

1. 乳腺炎症性疾病　常见有急性乳腺炎、乳腺结核、乳腺脂肪坏死。急性乳腺炎是乳腺的急性化脓性感染，多见于初产妇，因产妇乳汁淤积、破损感染或细菌直接侵入乳腺导管引起感染。乳腺结核大多继发于肺或肠系膜淋巴结结核经血行播散引起。乳腺脂肪坏死常因外伤引起。

2. 乳腺囊性增生病　也称慢性囊性乳腺病，是妇女多发病，常见于中年妇女。病因是女性体内激素代谢障碍，尤其是雌、孕激素比例失调，使乳腺实质增生过度和复旧不全。部分乳腺实质成分中女性激素受体的质和量异常，使乳腺各部分的增生程度参差不齐。

3. 乳腺肿瘤　女性乳房肿瘤的发病率甚高，包括乳腺纤维腺瘤（breast fibroadenoma）、乳腺导管内乳头状瘤（intraductal papilloma of the breast）、肉瘤等。男性患乳房肿瘤者极少，发病率约为女性的 1%。

（1）乳腺纤维腺瘤：产生的原因是小叶内纤维细胞对雌激素的敏感性异常增高，可能与纤维细胞所含雌激素受体的量或质的异常有关。

（2）乳腺导管内乳头状瘤：多见于经产妇，40～50 岁为多。75%病例发生在大乳腺导管近乳头的壶腹部，瘤体很小，带蒂而有绒毛，且有很多壁薄的血管，故易出血。发生于中小乳管的乳头状瘤常位于乳房周围区域。

（3）乳腺肉瘤：是较少见的恶性肿瘤，包括中胚叶结缔组织来源的间质肉瘤、纤维肉瘤、血管肉瘤和淋巴肉瘤等。

二、乳腺疾病临床表现

1. 乳腺炎症　表现为发热、寒战、乳腺内可触及结节（单个或多个）、乳房红肿胀痛、乳头溢液等。

2. 乳腺囊性增生病　突出的表现是乳房胀痛和肿块，特点是部分患者的乳房胀痛具有周期性。疼痛与月经周期有关，往往在月经前疼痛加重，月经来潮后减轻或消失，有时整个月经周期都有疼痛。体检发现一侧或双侧乳腺有弥漫性增厚，可局限于乳腺的一部分，也可分散于整个乳腺，肿块呈颗粒状、结节状或片状，大小不一，质韧而不硬，增厚区与周围乳腺组织分界不明显。少数患者可有乳头溢液。

3. 乳腺肿瘤　最主要的表现为无痛性结节，单发或多发，结节边界不清，表面粗糙、质硬、生长迅速，可与周围组织粘连，肿瘤累及皮肤时，皮肤可出现皱缩、实变，甚至破溃出血，乳头可有凹陷。可触及病变乳腺同侧腋淋巴结肿大。

（1）乳腺纤维腺瘤：本病是女性常见的乳房肿瘤，高发年龄是 20～25 岁，其次为 15～20 岁和 25～30 岁。本病好发于乳房外上象限，约 75% 为单发，少数属多发。除肿块外，患者常无明显自觉症状。肿块增大缓慢，质似硬橡皮球的弹性感，表面光滑，易于推动。月经周期对肿块的大小无影响。

（2）乳腺导管内乳头状瘤：一般无自觉症状，常因乳头溢液污染内衣而引起注意，溢液可为血性、暗棕色或黄色液体。肿瘤小，常不能触及，偶有较大的肿块。大的乳腺导管乳头状瘤，可在乳晕区触及直径为数毫米的小结节，多呈圆形，质软、可推动，轻压此肿块，常可从乳头溢出血性液体。

（3）乳腺肉瘤：临床上常见于 50 岁以上的妇女，表现为乳房肿块，体积可较大，但有明显边界，皮肤表面可见扩张静脉。除肿块侵犯胸肌时肿块较固定外通常与皮肤无粘连而可以推动。腋淋巴结转移很少见，而以肺、纵隔和骨转移为主。

（4）乳腺癌：临床表现主要为乳腺内无痛性肿块（最常见，80% 以此就诊，多发生在乳房外上象限），少数为乳头血性分泌物及乳头周围湿疹样改变。癌细胞浸润到相应的器官可引起相应的症状。患者表现为两侧乳房外形、大小及位置不对称，皮肤水肿、橘皮样改变、静脉曲张、卫星结节及溃疡、红肿等；两侧乳房高度不一致，乳头回缩及皮肤湿疹或糜烂。乳腺内可触及肿块，腋淋巴结和（或）锁骨上淋巴结肿大。

第四节　乳腺疾病的预防与保健

为预防乳腺疾病的发生，控制乳腺疾病的发展，降低恶性乳腺肿瘤的发病率和病死率，根据乳腺疾病发生、发展全过程的规律，建议采取三级预防的策略和措施。

一、乳腺疾病的预防

（一）一级预防

乳腺疾病的一级预防也称病因预防，是针对引起乳腺疾病的致病因素所采取的预防措施。目的是使健康乳腺免受致病因素的危害，防止疾病发生。一级预防是乳腺疾病防治的最有效的预防措施。

1. 防止环境中理化因素对乳腺的伤害

（1）避免长期受压迫。乳罩选择过紧、穿戴时间过长或习惯趴着睡觉，使得乳腺长时间受压迫，会减少或阻碍乳房内淋巴液回流，影响血液循环。淋巴系统是机体免疫系统的重要组成部分，淋巴液是清除体内毒素和抵抗感染的重要卫士。

（2）避免受强力撞击与挤压。外力撞击或不恰当的强力乳房按摩均会导致乳房内部软组织挫伤，引起内部增生等。

（3）避免过冷或过热的水刺激乳房。洗澡时避免用热水刺激乳房，更不要在热水中长时间浸泡。

（4）保持乳房及周围皮肤清洁。女性乳房的清洁十分重要，长时间不洁净会引发炎症或皮肤病。

（5）避免用雌激素药物丰乳。虽然在少女期，使用一些雌激素类药物可以促使乳房发育，但如果女性体内雌激素水平持续过高，就可能使乳腺、阴道、宫颈、子宫体、卵巢等患肿瘤的可能性增大。常用的雌激素有苯甲酸雌二醇、己烯雌酚等。滥用这些药物，不但易引起恶心、呕吐、厌食，还可导致子宫出血、子宫肥大，月经紊乱和肝、肾功能损害。

（6）不吸烟：吸烟能使血液中保护性维生素的水平降低，使机体抗肿瘤的能力下降。

2. 增进乳腺健康的措施

（1）保持心理平衡。避免情绪过于激动、紧张、忧郁、悲伤，这些不良的情绪会造成内分泌失调，危害乳腺健康。

（2）控制肥胖。健康饮食，少吃油炸食品、动物脂肪、甜食还有过多的补品，多吃纤维素含量比较多的蔬菜和水果类，避免挑食、偏食。尤其是孕产期、绝经期后更应预防肥胖，保持适宜体重，可减少患癌的风险。

（3）保持生活规律。避免熬夜，劳逸结合，适当性生活可以调节内分泌，还可以促进乳房血液循环。

（4）进行体育锻炼。防止身体过于肥胖，提高免疫力。

（5）禁止滥用雌激素，避免过量服用避孕药，平时不要服用含有激素类的食物或保健品等。

（6）保持正常生育状态。避免人工流产，产妇尽量母乳喂养，避免不婚不孕。

（二）二级预防

乳腺疾病的二级预防又称临床前预防，即在疾病发生的早期采取有效措施，早期发现，早期诊断，早期治疗。做好"三早"，可争取较好的治疗效果。在不能完全实现一级预防或一级预防失效后，二级预防是很重要的弥补措施。二级预防的有效措施包括疾病普查、筛检、定期健康检查等。其中，对高危人群实行定期有效的筛检对乳腺疾病的二级预防具有重要的意义。推行早期有效的筛检方法可以起到早期发现、早期治疗的良好效果。早期发现乳腺癌前病变，还可以降低乳腺肿瘤的发病率。

1. 早期发现

（1）每年接受专业检查：所有成年女性，无论是否生育，都应每年一次到医院进行乳房检查。医生建议所有年龄超过 45 岁的女性每年进行一次胸部 X 光片检查或超声检查。

（2）每月进行乳房自检：养成每月进行乳房自我检查的好习惯。具体方法如下。

1）镜前检查：站立，双臂松垂于身侧，向前弯腰或双手高举于枕后，比较双侧乳房的大小，观察乳房外形是否对称，正常的弧形轮廓是否变得不规整，有没有橘皮样的小凹点，有无乳头回缩和抬高，挤压时有无液体从乳头溢出。如果出现上述情况，应尽早去医院就诊。

2）卧位检查：仰卧床上，被查侧的手臂分别放于身侧或枕于头后，将对侧手指并拢平放于乳房，从乳房外上象限开始检查，依次为外上、外下、内下、内上象限，然后检查乳头、乳晕，最后检查腋窝，注意有无肿块、乳头有无溢液。疑有异常及时就医。

3）乳房清洁保养：女性应该注意清洗乳头、乳晕，这对先天性乳头凹陷的女性来讲尤为重要。以乳头为中心，对乳房做旋转式按摩，能刺激血液流通。

2. 早期诊断　乳腺疾病的检查方法有很多，在早期初步诊断中，以影像学检查为主，通过筛选性检查，为进一步确诊提供参考依据。

（1）影像学检查

1）钼靶 X 线摄影：属无创伤性检查，可反复使用，可以区分囊性与实性肿块，对于青春期或致密性腺体为首选检查。在区别乳房内各种密度的组织时，可发现较小的肿块并较为清晰地观察其形态和结构。

2）B 型超声检查（B 超）：在诊断报告的描述中，如发现块影密度均匀，周围有一透亮度较高的脂肪圈，表示乳房内有良性肿块；如影像较粗大且分散，周围组织有受推移现象，常见于钙化影；如块影不规则或呈分叶状，中心区密度较高，有些肿块的边缘呈毛刺状，则表示有恶性病变。

应用超声（B 超）检查乳房病变的最大优点是可以快速、准确地辨别乳腺肿块的性质为实性或囊性。对乳腺囊肿、脓肿及囊性增生病的诊断优于其他检查。缺点是操作相对较繁杂，对较小的实性包块的良、恶性辨别较难把握。

3）干（硒）板静电摄影：具有特殊的边缘增强效应使图像更清晰；但显示肿块的细致结构有失真现象。

4）计算机断层扫描（CT）：可排除相邻结构对病灶的干扰，特别是致密型乳腺或明显腺体增生者，更宜做 CT 检查。此外，CT 扫描还可清晰显示乳腺癌患者有无腋下淋巴结肿大。

5）乳腺导管造影：对乳头溢液或 X 线显示可疑肿块且伴导管明显增粗者，选用刺激性较小的含碘造影剂（如泛影葡胺）进行乳腺导管 X 线造影，对诊断导管内病变或乳腺内肿块的性质有一定价值。但目前已逐步被乳腺导管内镜检查所取代。

（2）热图检查：应用图像显示体表温度分布，以进行诊断。

1）液晶热图：利用胆甾型液晶具有灵敏温度效应的原理，检测皮肤温度的分布，多用于乳腺疾病的普查筛选。

2）红外线热图：可显示乳房皮肤不同温度的分布，如肿瘤局部皮温高出 0.8～1.5℃，就有恶性的可能。

（3）近红外线乳腺扫描：检查操作简便、诊断迅速，对人体无损伤，无痛苦，适合对各年龄组妇女（包括妊娠、哺乳妇女）进行乳腺普查。其诊断原理主要是利用红外光通过乳房的强度不同而显示透光、暗亮及各种不同的灰度影，从而显示乳房肿物阴影。此外红外光对血红蛋白的敏感度较强，使得乳房血管显影更为清晰。诊断报告中如有下列描述：可见 0.5cm 以上病灶，局部血运增加，附近血管增粗、不连续等图像显示，提示乳腺癌的概率较高，需进一步检查。

（4）乳腺导管内镜检查：主要用于乳头溢液的病因诊断。

3. 早期治疗　寻找病因，及时去除病因。对于炎症类乳腺疾病，在炎症早期，首先要保持乳房干燥和清洁并进行局部清洗，可以用温水温敷乳房，暂停哺乳，如有发热可以口服或静脉注射抗生素，同时及时排出乳房内的乳汁，避免发生乳汁淤积。如为肿块类乳腺疾病，则定期检查监测肿块的发生和发展情况，以便及时发现肿块恶化迹象，及时处理。

（三）三级预防

乳腺疾病的三级预防又称临床预防，即对已患乳腺疾病的患者采取及时、有效的治疗，防止疾病恶化，防止病残，促进患者早日康复。三级预防虽然采取的是治疗措施，但也具有重要的预防意义。患者发生乳腺疾病之后，治疗时应尽可能保存乳腺的形状与功能，维持乳腺在女性形体和功能上的作用。

1. 风险评估 女性应在 30 岁以前进行乳腺癌风险评估，以确定乳腺癌高风险人群，并使其通过补充的筛查手段获益。具有明显的乳腺癌遗传倾向者、30 岁以前接受过胸部放疗者、既往有乳腺导管或小叶中重度不典型增生或小叶原位癌患者，均属于乳腺癌高危人群。

2. 治疗护理 乳腺疾病包括很多种，不同疾病的治疗方法不一样。如果患者发生了乳腺癌，没有手术禁忌，首选以手术为主的综合治疗，包括乳腺癌改良根治术、化疗、放疗、内分泌治疗、靶向治疗等。对乳腺良性肿瘤可进行微创切除，既保证了切除肿物的完整、组织损伤小又满足了患者对美观的要求，提高了患者的生活质量。

3. 康复促进 不管是疾病还是手术、药物都给患者带来身心的痛苦，患者可以通过患侧肢体功能锻炼和心理指导等来促进康复，尽快摆脱疾病带来的身心痛苦。

二、乳腺疾病的保健

青春期乳房的发育是女性开始成熟的标志。乳房不仅体现女性成熟体形所特有的曲线美和健康美，也为日后哺乳准备了条件。但随着乳房的发育，乳房疾病的发生风险也日渐升高，成为困扰女性健康的重要问题之一。增强保健意识，做好乳房保健，是有效预防乳腺疾病的重要手段。

（一）维持体内激素水平的相对稳定

虽然乳腺疾病有诸多发病原因，但是归纳起来，大多数乳腺疾病都与内分泌失调、雌激素水平过高有关，特别是妇女多发病——乳腺增生症和乳腺癌。因此，维持体内雌激素的正常水平是预防乳腺疾病的重点。一般情况下，女性体内产生的雌激素基本能满足自身生理的需要，但是，很多女性却因为各种原因从体外摄入过量的雌激素，导致体内雌激素水平过高。常见的影响因素有以下几种。

1. 饮食因素 肥胖是患乳腺癌的高发因素。在日常生活中，尽可能减少摄入高脂肪、高热量食物，特别是油炸食品，减少酒、咖啡等刺激性饮品的摄入对乳房健康非常重要。对于乳房发育成熟的妇女，在日常生活中，应尽量避免摄入含雌激素的食物。

2. 药物因素 经常服用丰乳药、避孕药等，或者长期使用含有雌激素的化妆品、美容护肤品，可导致使体内的雌激素长期偏高，导致内分泌紊乱，增加乳腺疾病的发生，甚至会引发癌变。

（二）保持日常乳房的清洁卫生

乳晕有许多腺体，会分泌油脂样物质，它可以保护皮肤，但也会沾染污垢，尤其是在夏天出汗时，乳头、乳晕、乳房等部位清洁不足，或佩戴的胸罩不柔软吸水，更要勤洗勤换，保持清洁。

青春期后，由于女性生理周期内分泌因素的影响，在月经期前后，可能会出现乳房胀痛、乳头痒痛现象。这时不要挤弄乳房，抠乳头，应轻柔清洗，保持清洁，以免造成破损而发生感染。

（三）顺应生育规律

乳腺癌患者中性功能低下、高龄未婚、高龄初产的比例明显高于其他人群。虽生育但极少哺乳或从未哺乳者也容易导致乳房积乳，罹患乳腺癌的危险明显增加。因此，女性应该在正常生育年龄生育，并坚持母乳喂养。

（四）女性不同的年龄阶段乳房的保健

1. 青春期　青春期是指青少年的身体逐渐发育至成熟的时期，年龄范围为10～19岁。这个时期全身各系统发育较为显著，尤其是内分泌功能处于旺盛阶段，性腺的发育更加明显。女孩的乳房因雌激素水平的升高，乳头和乳房逐渐发育成熟，丰满而富有弹性。此阶段乳房的保健对以后乳房的功能和形态有很大的影响。

（1）正确认识乳房发育：青春期不必为乳房发育晚、小乳房担忧。乳房发育的大小除受激素作用的影响以外，还受遗传、环境因素、营养条件、体育锻炼等多种因素的影响。若发现乳房过小或过大、双侧乳房发育不均，乳房不发育，乳房畸形以及乳房包块等现象，不必惊慌失措。如月经初潮后很长时间乳房还没有开始发育，就需要到医院检查，确定是属于生理性的还是病理性的，以便采取对策。

（2）青春期女性避免束胸

1）束胸时心脏、肺脏和大血管受到压迫，影响身体内脏器官的正常发育。

2）束胸会影响呼吸功能。正常情况下，胸式呼吸和腹式呼吸两种呼吸动作协调配合进行，才能保证人体正常的气体交换；而束胸影响胸式呼吸，使胸部不能充分扩张，吸入空气量减少，以致影响了全身氧气的供应。

3）束胸压迫乳房，使血液循环不畅，乳房下部血液淤滞而引起疼痛、乳房胀等不适，甚至造成乳头内陷、乳房发育不良，甚至影响哺乳。

（3）合理加强营养：乳房的发育和全身发育一样，都离不开食物对其提供营养。一般体瘦的妇女胸部较为平坦，而肥胖的妇女乳房大都丰满。青春期女性应在饮食上多食富含动物蛋白质以及维生素E的食物，如瘦肉、谷类、豆制品等，避免盲目节食、减肥。

2. 哺乳期　哺乳期妇女的内环境特别复杂，多种激素分泌活动十分活跃，哺乳期乳房的保健，不仅关系到乳母自身的健康，还关系到婴儿喂养的质量。

（1）养成良好的哺乳习惯

1）有规律地安排哺乳的次数和时间，做到定时哺乳和两侧乳房轮流哺乳，防止双侧乳房不对称。

2）每次喂奶 10～15 分钟，吮不完的乳汁要吸净，以防乳汁潴留引起乳房结块，引发乳腺炎，乳房排空还有利于促进乳汁分泌。

3）保持正确的哺乳姿势及方法，以坐位、半坐位、侧卧位为宜。授乳时两侧乳房需交替进行。

4）授乳早期乳房如有胀痛、热感甚至结块，可局部热敷、用吸奶器抽吸、中药贴敷或去医院诊治。

（2）要做好乳头护理

1）保持乳头清洁：哺乳期间由于婴儿的吸吮，乳头被乳汁浸渍，加之内衣的摩擦，容易引起乳头皲裂、破损或发生湿疹等。因此在每次授乳前和授乳后都要用温开水轻轻洗净乳头和乳晕，保持局部清洁和干燥。

2）预防乳头皲裂：如婴儿强烈吮吸的刺激易造成乳头皲裂、糜烂，可用吸奶器吸出乳汁放到奶瓶中喂食，或用钟形吸奶器置乳晕上，让婴儿间接吮吸，以使破裂的乳头愈合。也可用乳汁、安息香酸或抗生素软膏涂在伤口处，然后在下次哺乳前洗净。

（3）积极预防乳腺炎

1）排空乳汁：哺乳期，若乳房护理不当，容易引起乳汁淤积，诱发急性乳腺炎。若乳汁没有喂完，应轻轻按摩挤出或用吸奶器吸出，避免乳汁郁积而发生炎症。如出现乳汁排出不畅，要及时处理，用按摩乳房法排出淤积的乳汁。

2）乳房按摩：先给乳房热敷 5 分钟左右，然后用手指轻搓乳头，并轻轻向外牵引，反复操作 2～3 分钟，待乳头稍软后，一手托起乳房，另一手用手掌从乳房四周向乳头按摩，手法宜轻，按摩过程中排出的乳汁可作为润滑剂，以免损伤皮肤。

3）避免受伤：应避免挤压、碰撞，以防引起乳房积乳、乳腺感染。

3. 更年期 女性更年期多见于 45～52 岁，由于卵巢功能的衰退，体内雌激素水平下降，乳房内部的结构也随之发生了相应的退行性改变。乳房的外形虽然因脂肪的沉积仍显肥大，但其内部腺体的结构却普遍缩小，乳腺小叶和末端导管有明显的萎缩或消失，乳腺导管周围的纤维组织增加且致密。乳腺腺体萎缩的程度往往与分娩次数有关，分娩次数越多，则萎缩程度越重，而分娩次数少或未育者，乳腺末端导管不仅不萎缩，反而增生，腺泡呈囊样扩张，乳腺导管上皮化生，这种情况下乳腺癌的发生率较高。同时，由于更年期内分泌功能的失调，卵巢功能规律性周期变化消失，常常导致各种乳房疾病的发生。

（1）饮食保健：多吃维生素及纤维类食物，少吃高脂肪食物。

（2）要做到生活规律、情绪稳定，保持轻松、健康的心态。坚持进行适量的锻炼。

（3）坚持自查，注意乳房有无疼痛、肿块、溢液等表现，外形有无异常变化，如有异常，即去医院及时诊治。

（4）对乳房疾病要积极治疗，有些良性肿瘤宜早期手术治疗，以免癌变。

4. 老年期 绝经后的妇女，由于体内雌性激素的减少，此时的乳房变得干瘪、松软和下垂。由于老年期乳房腺体萎缩、纤维结缔组织增生，生理功能也随之消失，乳房似乎又回到了静止状态。乳腺癌好发于脂肪或纤维组织已显著增生、乳腺组织明显退化和萎缩的乳腺组织中，尤其是末端导管或腺泡中的上皮细胞可发生癌变，形成乳腺癌。

（1）注意做好乳房的自诊自查。坚持每月一次的乳房自我检查，每年一次到专科医生处进行体检，随时注意乳房的细小变化，如发现问题，立即检查治疗。

（2）谨慎服用激素替代剂，如果服用则必须在医生的指导下进行。

（3）保持乐观放松的心态。

（4）保持正常体重，避免过度消瘦和肥胖。

第二章　急性乳腺炎的护理

一、概　　述

（一）概念

急性乳腺炎是乳腺的急性化脓性感染，多见于产后哺乳期妇女，尤以初产妇多见，往往发生在产后 3～4 周。致病菌主要为金黄色葡萄球菌，少数为链球菌，大约 40%的育龄期女性都会受急性乳腺炎的困扰。

（二）病因

1. 乳汁淤积　患者的乳头发育不良（如过小或凹陷），患者乳汁过多或婴儿吸乳过少，患者乳腺导管不通畅等妨碍正常哺乳、不能完全排空或排出乳汁时，引起乳房内乳汁淤积。

2. 细菌入侵　乳头破损或皲裂时细菌沿淋巴管入侵，是感染的主要途径。细菌也可以直接侵入乳腺导管，上行至乳腺小叶而致感染。感染多数发生于初产妇，也可发生于断奶时，因 6 个月以后婴儿已长牙，婴儿患口腔炎或含乳头入睡等易致乳头皲裂、乳头损伤。

3. 患者生产后抵抗力下降。

二、护　理　评　估

（一）健康史

评估患者的一般情况，包括患者的年龄、职业、教育程度、婚姻状况、生活方式、饮食习惯、体重等是否存在引起患者急性乳腺炎的危险因素，了解患者的疾病史、生育史、家族史、哺乳情况等，了解患者的休息、睡眠等情况。

（二）身心状况

1. 症状和体征

（1）局部表现：脓肿形成前，局部肿块，伴红肿、疼痛；脓肿形成后，浅部乳腺脓肿红肿热痛，伴局部波动感，脓肿破溃有脓液流出；深部乳腺脓肿以疼痛、乳腺肿胀为主要症状，波动感不明显，深部脓肿可向深部发展，形成乳腺后脓肿。均可触及同侧腋窝淋巴结肿大，并有压痛。

（2）全身中毒症状：患者有感染的症状，如寒战、高热和乏力等不适症状，严重者可发展至脓毒血症。

2. 心理-社会状况　患者常出现焦虑，对基本知识缺乏，担忧疾病影响哺乳，影响孩子发育。

（三）辅助检查

1. 实验室检查　血常规检查显示白细胞及中性粒细胞计数明显增高，严重者出现核左移。败血症者的血细菌培养为阳性。

2. 诊断性穿刺　在乳房肿块压痛最明显的区域或在超声定位下穿刺，若抽出脓液可确定脓肿形成，脓液应做细菌培养及药物敏感试验。脓肿穿刺细胞学培养多为金黄色葡萄球菌。

3. B超检查　乳腺未形成脓肿前，B超检查显示为实性肿块，回声增高，无明显边界；脓肿形成后，病变区域中心部可见不规则状无回声区，可显示液性暗区。

三、治疗要点

本病治疗的关键在于早发现、早治疗，及时消除感染，积极争取早期吸收。初期治疗以抗生素治疗为主，配以对症处理及物理疗法，如乳房局部冷、热敷或紫外线、红外线、超短波等，排空患侧乳汁，使炎症迅速消散吸收。在化脓期，可根据脓肿的部位以及时行切开引流为主，配以抗菌药物。

（一）非手术处理

1. 局部处理　①防止乳汁淤积：患乳暂停哺乳，同时用吸奶器等吸出乳汁。②局部外敷金黄散或鱼石脂软膏可促进炎症消退。③皮肤水肿明显者可用 50%硫酸镁湿热敷。

2. 抗感染　①使用抗生素，原则为早期足量应用抗生素，以青霉素、第一代头孢菌素为首选，如皮肤发红和乳房硬块在数日至 1 周内不减退，需根据细菌培养和药敏试验结果选用抗生素。②可服用蒲公英、野菊花等清热解毒类中药进行治疗。

（二）手术处理

脓肿形成后，主要治疗措施是及时做脓肿切开引流。为避免手术损伤乳腺导管而形成乳瘘，应做放射状切开，乳晕下脓肿应沿乳晕边缘做弧形切口（图 2-1）。深部脓肿或乳房后脓肿可沿乳房下缘做弧形切口，经乳房后间隙引流。切开后以手指轻轻分离脓肿的分隔，以利引流。

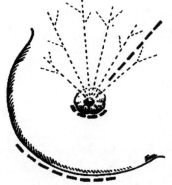

图 2-1　乳房脓肿的切口

四、主要护理诊断/问题

1. 疼痛　与乳房炎症、肿胀、乳汁淤积有关。

2. 体温过高　与乳腺组织的炎症有关。

3. 焦虑　与担心婴儿哺育、疾病的恢复有关。

4. 母乳喂养无效　与无经验或乳房肿胀，有乳腺炎症，停止哺乳有关。

五、护　理　措　施

1. 一般护理　注意休息，避免过度紧张和劳累。摄入充足的食物、液体和维生素 C。

（1）饮食护理：加强营养支持，以清淡饮食为主，避免进食油腻食物。

（2）评估患者的疼痛等级：评估患者的疼痛程度。

2. 促进乳汁排出，缓解疼痛

（1）排空乳汁：①鼓励哺乳者继续用双侧乳房哺乳，若婴儿无法顺利吸出乳汁或医嘱建议暂停哺乳，则用手挤出或用吸奶器吸出乳汁，防止乳汁淤积；②在哺乳前温敷乳房；③在婴儿吸吮间期，用手指从阻塞部位乳腺导管上方向乳头方向轻柔按摩，以帮助解除阻塞；④若疼痛感抑制了喷乳反射，可先喂健侧乳房后喂患侧乳房；⑤变换不同的哺乳姿势或托起一侧乳房哺乳，以促进乳汁排出。

（2）局部托起：用宽松胸罩托起患乳，以减轻疼痛和肿胀。

（3）局部热敷、药物外敷或理疗：以促进局部血液循环和炎症消散，如用 25%硫酸镁溶液湿热敷、中药六合丹外敷、红外线照射等。

硫酸镁湿敷：利用硫酸镁溶液高渗及扩张周围血管作用，使局部血流加快、促进炎症的消散。取硫酸镁粉剂加温水调成浓度为 25%、38～43℃硫酸镁溶液，浸湿无菌纱布块呈饱和状态，取一次性中单铺于床上适当位置，患者取平卧位，将纱布块平整地敷于乳房的肿胀部位，避开乳头，每次 30～60 分钟，每日 2 次，直至消肿为止。重度肿胀者，湿敷硫酸镁纱布可外加塑料保护膜（如方便袋），将肿胀的局部全部包裹，每隔 1 小时打开通风 20～30 分钟，湿热敷结束后，擦干乳房皮肤，恢复体位，整理床单位，嘱患者休息 30 分钟后方可外出。

（4）遵医嘱服用对乙酰氨基酚或布洛芬镇痛。

3. 控制感染

（1）用药：遵医嘱早期应用抗生素，并观察药物疗效。

（2）病情观察：定时测量体温、脉搏和呼吸，监测血白细胞计数及分类变化，必要时做血培养及药物敏感试验。

（3）降温：对高热者给予物理或药物降温。

4. 心理护理　急性乳腺炎患者特别是严重感染或脓肿形成者，常会害怕脓肿切开后不能哺乳，或切口留瘢痕而影响乳房美观，而且哺乳期妇女常会产生焦虑、抑郁等负性情绪，手术更加重了其负性情绪。护理人员应针对不同患者的心理情况进行积极支持和护理干预，向患者说明手术的作用，做好患者情绪的疏导，耐心倾听患者倾诉并主动为患者解决问题。

同时，护理人员应做好家属干预，强调家庭支持对患者的重要性，取得家属的配合。

5. 脓肿切开引流术护理

（1）术前常规准备：①术前行抗生素皮试，遵医嘱带入术中用药。②协助完成相关的检查，如心电图、超声、凝血试验等。③协助更换清洁病员服。④术前建立静脉通道。⑤术前与手术室责任人员进行患者、药物核对后送入手术室。

（2）术后护理措施：①全麻术后护理常规，了解麻醉和手术方式、术中情况、切口和引流情况，持续低流量吸氧，持续心电血氧监护，严密监测生命体征，设置床档以防坠床。②伤口观察及护理，观察伤口有无渗血、渗液。此类伤口属于感染伤口，手术后充分引流伤口分泌物、去除坏死组织，促进伤口肉芽生长，加速伤口愈合；在换药期间应该指导正确的回乳，回乳不好可影响伤口愈合，每次换药应对伤口充分评估，以便及时调整伤口治疗方案，每次换药时应彻底清创，根据伤口情况调整换药的频率。应告知患者及其家属疾病病因及坚持治疗的重要性和必要性。脓肿伤口患者换药时如有疼痛，应注意操作轻柔，必要时给予镇痛药。③各管道和输液管保持通畅，留置针妥善固定，注意观察穿刺部位皮肤情况，脓腔引流管注意妥善固定，保持有效负压吸引，观察并记录引流液的量和性状。④评估患者疼痛情况，对使用患者自控镇痛（patient-controlled analgesia，PCA）的患者，注意检查其管道是否畅通，评价镇痛效果是否满意，遵医嘱给予镇痛药物。⑤做好患者生活护理。⑥全麻清醒后6小时进普通膳食；局麻者可尽早进食。⑦全麻清醒前去枕平卧位头偏向一侧；全麻清醒后手术当日取平卧位或半卧位；术后第一天起，可下床活动并增加活动量。

六、健 康 教 育

1. 在孕期常用温水清洁两侧乳头。

2. 保持婴儿口腔卫生，每次喂奶前后让婴儿饮温开水冲洗口腔，及时治疗婴儿口腔炎症。

3. 养成良好哺乳习惯，定时哺乳，产后尽早开始哺乳，按需哺乳。哺乳时避免手指压住乳腺导管，以免影响乳汁排出，每次哺乳时将乳汁吸净。产后每次哺乳前、后均需用清水擦洗乳房清洁乳头，每日擦洗乳房1～2次，保持局部清洁和干燥。

4. 纠正乳头内陷，乳头内陷者在妊娠期和哺乳期，每日挤捏、提拉乳头，矫正内陷。

5. 预防和处理乳头破损或皲裂

（1）预防：让婴儿用正确姿势含接乳头和乳晕，防止乳头皲裂；保持乳头清洁卫生，注意哺乳婴儿口腔卫生，避免婴儿含着乳头睡觉；哺乳后涂抹乳汁或天然羊毛脂乳头修护霜以保护乳头皮肤，哺乳前不需擦掉，可以让婴儿直接吸吮；断乳时应先减少哺乳次数，然后再行断乳，同时煎服麦芽、山楂以回乳；有乳头皲裂者，告之及时治疗，可用红霉素软膏调和冰硼散或白玉膏外搽。乳头凹陷者，可在孕期采用牵拉、抽吸等方法，及时纠正，不宜延误至哺乳期。

（2）处理：适当缩短每次哺乳的时间，增加哺乳频率；乳头、乳晕破损或皲裂者，暂停哺乳，改用吸乳器吸出乳汁哺育婴儿；局部用温水清洗后涂抗生素软膏，待愈合后再哺乳；症状严重时应及时诊治。

第三章 乳腺囊性增生病的护理

一、概　　述

（一）概念

乳腺囊性增生病是女性常见的乳腺疾病，以乳腺小叶、小导管及末端导管高度扩张形成的囊肿为特征，是伴有乳腺其他结构不良病变的疾病，该病区别于单纯性的乳腺增生症，是由于该病增生和不典型增生共存，存在恶变风险。乳腺囊性增生病是一系列的症候群，临床往往没有特异性改变，30～50 岁的妇女为高发人群。

（二）病因及发病机制

该病发病原因目前多认为与内分泌失调有关，当卵巢内分泌紊乱、功能失调时，过量的雌激素可刺激上皮过度增生。

（三）病理

肉眼所见：乳腺内可见大小不等的囊肿，成孤立或数个小囊，囊内含有淡黄色或棕褐色液体。

镜下所见：囊肿、导管上皮增生、乳头状瘤病、腺管型腺病和大汗腺样化生 5 种病变。主要由末梢导管高度扩张而成，扩张的导管及囊肿内衬上皮可有不同程度的增生，轻者仅细胞层次增加或上皮增生呈乳头状突起。

二、护 理 评 估

（一）健康史

评估患者的一般情况，包括年龄、职业、教育程度、婚姻状况、生活方式、体重等是否存在引起患乳腺囊性增生病的危险因素；询问初潮的年龄、月经周期、乳房发育情况等，了解患者的既往史、生育史、家族史、哺乳情况等。乳房胀痛与月经周期、情绪变化是否有关，有无乳头溢液等。

（二）身心状况

1. 症状和体征

（1）症状：常表现为乳房胀痛，月经前明显，月经后缓解。病程较长，发展缓慢。

（2）体征：单侧或双侧乳腺局限或弥漫性增厚，增厚区与周围组织界限不清，部分可触及肿块，肿块呈圆形或片状，大小不一，质地韧而不硬，偶见乳头溢液，多为浆液性。

2. 心理-社会状况　了解患者的心理状态，评估患者对生活、工作的态度和应对方式、方法，以及对乳房疾病的认知程度。

（三）辅助检查

1. 乳腺钼靶 X 线摄片　表现为大小不等的圆形、椭圆形或分叶状阴影，边缘光滑、锐利、密度均匀；X 线所见肿块大小与临床触诊相仿。根据其影像学表现，钼靶 X 线片分成弥漫型、肿块型、钙化型和导管表现型 4 型。

2. 彩超检查　彩超显示乳腺边缘光滑、完整，内皮质地稍紊乱，回声分布不均匀，呈粗大光点、光斑以及无回声的囊肿。

3. 磁共振成像（MRI）检查　典型的 MRI 表现为乳腺导管扩张，形态不规则，边界不清楚，扩张导管的信号强度在 T 加权像上低于正常腺体组织。病变局限于某一区，也可弥漫分布于整个区域或在整个乳腺。

4. 必要时可做穿刺活检。

三、治 疗 要 点

（一）非手术治疗

非手术治疗包括了中药治疗、西药治疗、中西医结合治疗等。中医认为本病属于乳癖，治疗上多以疏肝解郁、调摄肝肾、活血化瘀、软坚散结为主。西药治疗多采用性激素类药为主，可选用激素类和维生素类药物联合治疗，通过激素水平的调整，达到治疗的目的。

（二）手术治疗

乳腺囊性增生病行手术治疗的目的是明确诊断、排除乳房恶性病变，常见的手术方式包括乳房肿块切除术、乳房区段切除术。

四、主要护理诊断/问题

1. 疼痛　与内分泌失调导致乳腺实质过度增生有关。

2. 知识缺乏：缺乏对乳房疾病的认识和乳房自检等有关知识。

3. 焦虑　与担心病情恶化有关。

五、护 理 措 施

（一）一般护理

保持科学的生活方式，劳逸结合，建立良好的生活习惯，忌食肥厚油腻及辛辣食品，多食新鲜水果、绿色蔬菜，粗粮，控制动物脂肪摄入，积极锻炼，保持大便通畅，控制体重，定期观察。

（二）缓解疼痛

指导患者选择舒适的胸托，以利于减轻乳房疼痛。释放消极情绪或压力，必要时可采用局部理疗或遵医嘱予以镇痛药或激素治疗等。

（三）用药护理

1. 指导患者遵医嘱用药，注意观察用药效果及不良反应，不适随诊。

2. 指导患者用药期间勿擅自服用其他含性激素的滋补品或过多使用含性激素成分的化妆品。

（四）心理护理

调整好心态，科学应对女性生命周期的生理变化，处理好生活、工作、家庭等关系。保持乐观愉快的情绪，生活作息规律，劳逸结合。

六、健 康 教 育

1. 指导患者学会自我乳房检查方法，对于局限性增生者在月经开始后 7～10 日内复查，每隔 6 个月至 1 年到医院复诊，有对侧乳腺癌或有乳腺癌家族史者密切随访，以便及时发现。

2. 定期复查　临床没有特殊改变者，建议每隔 6 个月行超声检查一次，每隔 1 年行乳腺 X 线检查，密切随诊。

3. 平衡膳食，尽量减少含有性激素的食物摄入，将体重指数控制在正常范围内。

第四章　男性乳房肥大症的护理

一、概　　述

（一）概念

男性乳房肥大症又称男子女性型乳房，是指男性在不同时期、不同年龄阶段因不同原因出现的单侧或双侧乳房肥大，表现为乳房胀痛，乳晕下可触及盘形结节，个别可见乳头回缩、乳头溢液，有的外形与青春期少女的乳腺相似。

（二）病因

1. 原发性男性乳房肥大症　多见于儿童、青春期，常因内分泌的生理性失调，血浆雌二醇含量比睾酮含量高，产生一过性雌/雄激素比例失常，或因乳腺组织对雌激素的敏感性增高而引起，又称生理性男性乳房肥大。

2. 继发性男性乳房肥大症

（1）内分泌疾病

1）睾丸疾病：因性腺功能减退，雄激素分泌很低，血中睾酮、雌激素比例发生改变，引起男子乳房肥大。

2）肾上腺疾病：如肾上腺皮质增生、良性肿瘤、恶性肿瘤及功能减退等，肾上腺肿瘤可直接分泌雌激素或产生过多的雌激素前体(如雄甾烷酮)，在组织中转化为有效的雌激素，血浆雌二醇含量升高，引起乳房肥大。

3）甲状腺疾病：如甲状腺功能亢进，血浆中性激素结合球蛋白的浓度增高，结合的雄激素过多，游离的雌二醇（未结合的雌二醇）升高，雌激素/睾酮的比值升高、激素平衡失调，刺激乳腺组织增生，导致男性乳房肥大。

（2）其他非内分泌疾病

1）肝脏疾病：如肝炎、肝硬化、肝癌等，肝功能减退常引起乳房肥大。

2）慢性营养不良恢复期：营养不良时促性腺激素分泌减少。当营养不良纠正后，产生第二青春期现象，出现乳房肥大称之为"进食增加性乳房肥大"。

（3）支气管肺癌、肺结核、脓胸等，可因局部刺激导致乳房肥大。

（4）慢性肾功能衰竭：慢性肾功能衰竭引起尿毒症的患者，经检测发现血中雌激素相对升高，导致乳房发育、肥大。

（5）神经系统疾病：如高位脊髓病变引起的截瘫、脊髓空洞症、遗传性运动失调，可伴有乳腺肥大。

（6）前列腺增生或前列腺癌：患者长期服用雌激素进行治疗，常可引起男性乳房肥大。

（7）淋巴系统疾病：淋巴瘤、恶性组织细胞瘤、骨髓瘤及其他网状内皮系统疾病等，少见男性乳房发育。

（8）药物性乳房肥大：常见于长期使用雌激素的患者，但停药后增大的乳房多可恢复。

（9）其他疾病：如心血管疾病、严重皮肤病、自身免疫性疾病等有时也可伴男性乳房发育。

二、护　理　评　估

（一）健康史

评估患者的健康状况，注意评估内分泌系统疾病，如睾丸、肾上腺功能，以及肝脏等疾病，注意询问是否长期使用与激素相关的药物等情况。

（二）身心状况

1. 症状和体征　男性乳房肥大常无明显症状，偶有胀痛或轻度压痛。体征通常表现为乳腺增生肥大，一般双侧不等大，乳头、乳晕发育良好，乳晕下可触及盘状、质地较韧、边缘清楚的肿块，直径多在 2～3cm，活动性好，与皮肤无粘连。部分患者可能有乳头溢液。

2. 心理-社会状况　男性乳腺肥大可给患者带来较多社交障碍，从而引起较大心理压力，且心理问题比女性患者更严重，易产生心理困扰，甚至导致严重的心理障碍。

（三）辅助检查

1. 超声检查　超声示乳房形态轮廓正常，组织层次清楚，内部结构紊乱，腺体回声增粗，腺体增厚。怀疑甲状腺、睾丸功能异常时可行甲状腺或睾丸超声检查。

2. 乳腺 X 线检查　可见增生的腺体，乳晕后片状、扇状或盘状致密阴影，密度均匀。绝大多数腺体边缘模糊，团块状分布的腺体边缘清楚。

三、治　疗　要　点

青春期的原发性男性乳房肥大症常有自愈倾向，约 6 个月可恢复正常。成年及老年原发性男性乳房肥大症，部分可自愈，部分需药物治疗。而继发性男性乳房肥大症则待明确诊断后，针对病因进行治疗，当原发病变治愈后，乳房肥大常能逐渐恢复。

（一）药物治疗

1. 选择性雌激素受体拮抗剂　如三苯氧胺。

2. 雄激素治疗　雄激素缺乏者应用雄激素可以减轻乳腺发育程度，但雄激素水平正常的患者常因雄激素在体内转化为雌激素反而加重乳腺发育，因此并不推荐。

3. 芳香化酶抑制剂　如睾内酯能抑制体内雄激素的芳香化，从而减少雌激素的生成。

（二）手术治疗

男性乳房肥大症除病因治疗、药物治疗外，对肥大乳房可采取手术治疗。

1. 适应证　①男性乳房直径大于 4cm 长期不能消退者；②乳房肥大明显影响美观者；③应用药物正规治疗无明显疗效者；④患者怀疑恶变，心理紧张不安者。

2. 手术方法　①皮下乳腺切除术（保留乳头、乳晕），适合于青年患者；②单纯乳腺切除术（不保留乳头、乳晕），多适于年老患者。手术切除标本，送病理检查确诊。

四、主要护理诊断/问题

1. 焦虑　与担心治疗效果有关。

2. 知识缺乏：缺乏疾病、手术相关知识。

3. 自我形象紊乱　与乳房增大影响自我形象有关。

4. 舒适的改变　与手术创伤、各种管道限制有关。

5. 潜在并发症：伤口感染、皮下积液、出血等。

五、护 理 措 施

（一）一般护理

为患者提供舒适的居住环境，嘱患者规律作息，保证充足的睡眠，适当进行体育锻炼，增强体质，提高机体免疫力。均衡饮食，注意保持适宜的体重，肥胖者应科学减重。

（二）心理护理

男性乳房肥大症会影响美观，导致患者普遍存在自卑、烦躁、恐惧、焦虑、悲观等负性情绪，护理过程中要采取真诚的态度、亲切的语言，应充分理解患者，并给予充分的情感支持，充分掌握患者产生心理问题的原因所在，采取有针对性的解决措施，给予男性乳房肥大症患者有效的心理疏导，改善或消除患者焦虑、恐惧等负性情绪。指导患者保持乐观的心态和积极向上的生活态度。护理人员应加强与患者及患者家属的沟通，指导家属多主动关心患者，尊重患者，鼓励患者敞开心扉，正视疾病。及时制订并调整护理计划，使患者能够积极配合治疗及护理工作。

（三）用药护理

严格遵医嘱用药，并向其讲解药物的作用及不良反应，注意观察用药后的疗效，如有不适立即报告医生及时处理。

（四）围手术期护理

1. 向患者做好术前宣教。介绍手术治疗的目的及重要性，讲解术前准备及术后注意事项。如麻醉方式、手术大致经过，术后患肢的功能等情况。在讲解的过程中需针对不同心理需求、文化水平、婚育状况、年龄等因人施教。耐心回答患者提出的问题。

2. 向患者展示手术成功的案例，增强患者的信心，消除患者的恐惧心理，恢复乐观情绪，使患者配合治疗和护理。嘱患者保持充足的睡眠，预防急性上呼吸道感染等。

3. 术后返回病房，严密观察生命体征，观察胸带包扎松紧度是否合适。待患者麻醉清醒，呼吸、血压等各项生命体征平稳后，协助患者选择合适的体位，如平卧位、半卧位等，同时将患侧上肢抬高制动。

4. 妥善固定各种管道并按时记录引流量。保持引流管通畅，每天观察引流液的颜色、量及性质。观察患侧上肢血运情况，保持切口的清洁干燥，避免感染。

5. 术后要特别注意保持引流通畅，包扎松紧适宜，避免过早外展术侧上肢。积液要早发现，及时穿刺或引流排出，并加压包扎。同时应用抗生素防治感染。

6. 保持伤口敷料清洁干燥并及时更换，同时观察切口有无红、肿、热、痛等炎症表现，如有异常，及时报告医生并采取抗感染措施。

六、健 康 教 育

1. 药物治疗者严格遵循医嘱用药，不得擅自调整药物或者停药。
2. 术后患者注意避免上肢剧烈活动，待伤口愈合后逐渐恢复功能锻炼。
3. 围手术期适量摄入清淡、营养丰富的高蛋白食物，增强营养支持。
4. 保证饮食、生活规律，避免长期熬夜。
5. 定期至门诊复查。

第五章　乳腺良性肿瘤疾病的护理

第一节　乳腺纤维腺瘤

一、概　　述

（一）概念

乳腺纤维腺瘤是最常见的乳腺良性肿瘤，由腺上皮和纤维组织组成，好发于青年女性，与患者体内性激素水平失衡有关。乳腺纤维腺瘤好发于乳房外上象限，呈圆形或椭圆形，生长较慢，妊娠或哺乳期时可迅速增长。极少数青春期发生的纤维腺瘤可在短时间内迅速增大，直径可达 8～10cm，称为巨大纤维腺瘤，仍属良性肿瘤。乳腺纤维腺瘤恶变率低，纤维成分可恶变为肉瘤，腺上皮成分可恶变为癌。

（二）病因及发病机制

目前乳腺纤维腺瘤的发病原因尚不明确，可能与体内性激素水平失衡、雌激素受体数量变化或者受体结构异常有关。由于乳腺纤维腺瘤与性激素分泌旺盛有关，因此多发生在青年女性，月经来潮前或绝经后妇女相对少见。

二、护 理 评 估

（一）健康史

评估患者的家族史、月经史、婚育史、哺乳史、饮食习惯、生活环境。

（二）身心状况

1. 症状和体征　本病多无明显自觉症状，以无痛性肿块最常见，偶有经期压痛，月经周期对肿块的大小无影响。多数患者无意中发现，常见于乳房外上象限，多数为单发，少数多发。无乳头凹陷，无"酒窝征"，肿块增大缓慢，质地韧，边界常清楚，表面光滑易推动。圆形或类圆形，与周围皮肤和胸大肌无明显粘连。哺乳期或者妊娠期可迅速增大，之后可明显缩小，腋窝淋巴结无肿大。

2. 心理-社会状况　评估患者有无因疾病、手术、治疗等产生不良心理反应；对拟采取的手术方式及术后康复锻炼知识的了解和掌握程度；家属尤其是配偶对本病及其治疗、预后的认知程度及心理承受能力。

（三）辅助检查

1. 彩色多普勒超声检查（彩超）　乳腺彩超是最常用的辅助检查，年轻女性首选超声检查。乳腺纤维腺瘤彩超检查多表现为圆形或卵圆形、回声均匀、低回声或等回声的肿物，包膜常完整，后壁回声稍增强，部分肿块内可见粗大钙化。血流较少或无血流信号。

2. 乳腺 X 线检查　乳腺 X 线检查联合乳腺彩超被称为乳腺疾病检查的黄金组合，但亚洲青年女性乳腺常呈致密型，不常规推荐用于青春期女性。乳腺纤维腺瘤在 X 线检查中表现为圆形、卵圆形肿块，部分可呈分叶状，边缘清楚，密度稍高，部分患者肿块内可见钙化，以粗颗粒状或者斑点状较多。

3. 病理学检查　本病诊断最终需要病理学检查确诊，可选择超声或者 X 线检查引导下肿物定位穿刺活检，也可选择手术切除活检。若患者有乳腺恶性肿瘤病史，短期内增长迅速，同侧腋窝淋巴结异常肿大，怀疑为恶性肿瘤时均需要进一步处理。

三、治 疗 要 点

手术为乳腺纤维腺瘤的主要治疗手段。并非所有乳腺纤维腺瘤均需要处理，若肿块发展缓慢，肿物直径小于 1cm，无恶性依据时患者可以选择密切观察和定期随诊。手术治疗可选择传统开放手术，未婚未育患者可选择放射状切口，也可选择乳晕旁或者弧形切口。另外，临床上也可选择微创手术，病理明确为良性时可行热消融术，如微波消融术，其优点为损伤小，恢复快。手术后可再发或复发，需要定期复查。

四、主要护理诊断/问题

1. 焦虑　与对手术的恐惧以及预后情况有关。
2. 疼痛　与手术创伤有关。
3. 知识缺乏：缺乏疾病相关知识。

五、护 理 措 施

1. 一般护理　术后观察患者生命体征，注意患者神志、体温、脉搏、呼吸、血压等情况。
2. 心理护理　建立良好的护患关系，耐心讲解手术的必要性，消除其对手术的恐惧心理，使患者能在最佳的心理状态下配合手术。
3. 疼痛护理　进行疼痛评估，若为轻微疼痛可观察，若出现明显疼痛，需要排除有无伤口出血、积液、感染等，必要时遵医嘱给予止痛。
4. 饮食护理　术后患者宜进食清淡、富营养、易消化的温热食物，不宜进食辛辣刺激的食物，以免引起皮肤瘙痒，宜进食高蛋白、高维生素、富含钙质及 B 族维生素的食物。
5. 伤口护理　术后保持切口敷料清洁干燥，伤口愈合前定期换药。术后包扎绷带有压迫止血作用，以不影响血液循环为宜。观察包扎绷带是否牢靠、舒适，有无憋气、胸闷等情况，行微创手术 48 小时后方可解开绷带。一般伤口在手术 5～7 天后愈合，避免剧烈运动，以免伤口裂开。

六、健 康 教 育

1. 术后患者可能出现乳头褐色溢液，通常为术后血肿引起，可自行消退，3 个月至半年，可能会出现乳房局部硬块，可自行软化，无需紧张。

2. 定期复查　术后 3 个月复查。

3. 重视乳房自查，提高防护意识，保持良好心态，合理饮食，规律作息。

第二节　乳腺导管内乳头状瘤

一、概　　述

（一）概念

乳腺导管内乳头状瘤是发病率仅次于乳腺纤维腺瘤的乳腺良性肿瘤，发生于乳腺导管上皮。本病多见于 40～50 岁，恶变率为 6%～8%，可分为中央型和外周型，中央型发生于大乳腺导管近乳头的壶腹部，瘤体小，易出血，可表现为乳头溢血，多数因无痛性乳头溢液就诊，外周型常伴有不同程度的乳腺增生。

（二）病因及发病机制

发病原因有待进一步研究，多数学者认为本病与孕激素水平低下，雌激素水平增高有关，是雌激素异常刺激的结果。

二、护 理 评 估

（一）健康史

评估患者的家族史、月经史、婚育史、哺乳史、饮食习惯、生活环境。

（二）身心状况

1. 症状和体征　乳头溢液是乳腺导管内乳头状瘤最常见、最主要的临床表现。溢液可呈浆液性或血性，常为单孔，偶尔可见多孔溢液。乳头溢液多见于中央型乳腺导管内乳头状瘤，常可于乳晕下方触及圆形小结节，质地中等，边界尚清，活动度一般，轻压此结节，常可从乳头溢出血性液体。外周型常无典型临床表现。

2. 心理-社会状况　评估患者有无因疾病等产生不良心理反应；对知识的了解和掌握程度；家属尤其是配偶对患者的支持鼓励，对治疗、预后的认知程度及心理承受能力。

（三）辅助检查

1. 乳腺导管内镜检查 可从溢液乳腺导管口处置入纤维乳腺导管内镜，借助电视屏幕可直接观察溢液乳腺导管的上皮及管腔内的情况，若见管腔内突出结节，有助于诊断，必要时进行活检或者定位病变导管，但有可能使溢液停止，增加术中判断难度。

2. 乳腺彩超 彩超可见低回声实性结节或囊实性肿块，部分伴相应导管扩张。

3. 乳腺 X 线摄影 由于导管内乳头状瘤的体积较小，钼靶 X 线平片一般无法显示，部分患者可见良性钙化，颗粒较大，密度高，边缘清晰，多为圆形或其他特殊形态。

4. MRI 乳腺 MRI 检查对于早期发现乳腺导管内乳头状瘤具有优越性，中央型乳腺导管内乳头状瘤可表现为乳头附近的明显强化的结节样病灶，部分患者可表现为沿着导管分布的串样增强的结节。

5. 其他 乳腺导管造影检查或脱落细胞学及针吸细胞学检查也有助于诊断，临床上较少使用。

三、治 疗 要 点

乳腺导管内乳头状瘤尚无有效治疗药物，手术为主要治疗手段。手术需切除病变相应的腺叶，术前避免完全挤出溢液，有助于术中定位病变导管，术中可经乳头向病变导管注入示踪剂亚甲蓝，术中可行冰冻病理，决定具体手术范围，若术中不能确定诊断，可先行区段切除，等待石蜡病理结果。

四、主要护理诊断/问题

1. 焦虑 与对手术的恐惧以及预后情况有关。

2. 疼痛 与手术创伤有关。

3. 知识缺乏：缺乏疾病相关知识。

五、护 理 措 施

1. 伤口的护理 保持切口敷料清洁干燥，伤口愈合前定期换药消毒。

2. 疼痛 轻微疼痛可观察，严重时按医嘱给予止痛。

3. 心理护理 告诉患者乳头溢液的病因、手术治疗的必要性，解除其思想顾虑。

4. 饮食护理 术后患者宜进食清淡、富营养、易消化的温热食物，不宜进食辛辣刺激等食物，宜进食高蛋白、高维生素、富含钙质及 B 族维生素的食物。

5. 健康宣教 定期返院复查（病理结果如为恶性，则需进一步返院治疗）。

第六章　乳腺恶性肿瘤疾病的护理

第一节　乳腺癌概述

乳腺癌是源于乳腺腺上皮组织的恶性肿瘤。主要发生于女性，男性约占 1%。目前乳腺癌已跃居为女性最常见的恶性肿瘤，成为当前社会的重大公共卫生问题。随着乳腺癌筛查工作的加强以及综合治疗的开展、各种新药的研发，乳腺癌死亡率呈下降趋势。

一、病　　因

乳腺癌的发病是多因素导致的疾病过程，其发病机制复杂，目前医学界并没有明确的定论。乳腺癌主要高危因素如下。

1. 遗传因素　具有乳腺癌家族史的女性，其乳腺癌发病风险比一般人群高出 2～3 倍。

2. 生育与激素因素　乳腺癌的发病风险随着卵巢活动周期的累积而增高，月经初潮年龄早、绝经晚，频繁流产都会增加乳腺癌的发病风险。而生育时间早、母乳喂养能降低乳腺癌的发病风险。

3. 体重指数、锻炼及体育运动　缺乏运动、亚健康状态会增加肥胖，从而引起全身的各项功能异常，增加癌症风险。体重指数（BMI）≥24kg/m^2 的人乳腺癌发病风险比 BMI ＜24kg/m^2 的人高 4 倍。

4. 职业状态及社会心理因素

（1）职业暴露：化学、物理、生物物质暴露，电离辐射或者放射暴露都会明显增加乳腺癌的发病风险。

（2）职业工作特点：女性承受较大的工作压力、遭受精神创伤和长期精神压抑等能引起一系列的应激反应，使生理节律发生紊乱从而引起免疫力下降。

（3）一过性的精神重大创伤，如亲人离世等也会导致心理变化，增加乳腺癌的发病风险。

5. 乳腺良性疾病　部分乳腺良性疾病，如乳腺导管内乳头状瘤、硬化性腺病、不典型增生性病变等，会使乳腺癌的发病风险增高。

6. 饮食与生活习惯　高脂、高蛋白、高热量饮食，喜食腌制食品，吸烟、酗酒、晚睡，或者佩戴文胸睡觉等不良生活习惯都会增加乳腺癌的发病风险。

二、病 理

（一）分类

1. 非浸润性癌 肿瘤最早阶段，病变局限于乳腺导管或腺泡内，未突破基底膜时称非浸润性癌。

（1）小叶原位癌：起源于小叶导管及末梢导管上皮的癌。切面呈粉红色半透明稍硬颗粒状，病变大多呈多灶性，癌细胞体积较大，形态一致，但排列紊乱，导管周围基底膜完整，常累及双侧，发展缓慢。

（2）导管内癌：发生于中心导管的原位癌，病变可广泛累及导管或呈多中心、散在分布，切面呈颗粒状带灰白或淡黄色小点，犹如皮肤粉刺样内容物。

2. 浸润性癌 癌细胞向间质内广泛浸润，致使癌组织与间质相混杂。浸润性癌又分为浸润性特殊型癌和浸润性非特殊型癌。浸润性非特殊型癌是浸润性导管癌，而浸润性小叶癌属于浸润性特殊型癌的一种类型，其中前者约占乳腺癌的80%，为最常见的乳腺癌的类型。小叶原位癌的癌细胞突破了基底膜，向间质浸润即为浸润性小叶癌，肿瘤呈多中心性生长，可累及双侧的乳腺，预后欠佳。浸润性非特殊型癌又根据癌组织和间质比例多寡分为：单纯癌、硬癌、髓样癌。其他浸润性特殊型癌常见有乳头状癌、黏液腺癌、乳头乳晕湿疹样癌、鳞状细胞癌等。

（二）分期

1. 乳腺癌的 pTNM 分期

（1）原发肿瘤（浸润性癌）（pT）

pTX：原发肿瘤不能被估量。

pT0：无原发肿瘤证据。

pTis（导管原位癌）：导管原位癌（小叶原位癌已从此分类中去除）。

pTis（佩吉特病）：乳头佩吉特病，不伴随乳腺实质中的浸润性癌和（或）原位癌〔导管原位癌和（或）小叶原位癌〕成分。

pT1：肿瘤最大径≤20 mm（根据5mm、10mm可细分为T1a、T1b、T1c）。

pT1mi：肿瘤最大径≤1mm（微小浸润性癌）。

pT1a：1mm＜肿瘤最大径≤5mm（1.0～1.9mm之间的肿瘤均计为2mm）。

pT1b：5mm＜肿瘤最大径≤10mm。

pT1c：10mm＜肿瘤最大径≤20mm。

pT2：20mm＜肿瘤最大径≤50mm。

pT3：肿瘤最大径＞50mm。

pT4：任何大小肿瘤直接侵犯胸壁和（或）皮肤（形成溃疡或肉眼肿块）；仅有肿瘤侵及真皮不诊断T4。

pT4a：侵犯胸壁（不包括单纯胸大、小肌受累）。

pT4b：皮肤溃疡，和（或）同侧肉眼可见的卫星结节，和（或）皮肤水肿（包括橘皮征）但不到炎性乳癌的诊断标准（仅有镜下可见的皮肤卫星结节，且无皮肤溃疡或水肿，不诊断 T4b）。

pT4c：T4a 和 T4b。

pT4d：炎性乳癌。

（注：新辅助化疗后 ypT 应根据残余的最大肿瘤灶计算，浸润癌旁治疗相关的纤维化区域不计入肿瘤最大径；多灶残留应标注 m）；肿瘤大小精确到 mm。

同时性同侧多发癌（多中心）：按最大的癌灶进行 T 分期，并记录其他癌灶的大小；注意除外癌灶伴卫星结节和复杂形状癌灶（病理取材结合临床影像）。

（2）区域淋巴结（pN）

pNX：不能评估区域淋巴结。

pN0：无区域淋巴结转移或仅有 ITCs。

pN0（i–）：组织学无转移，免疫组织化学阴性。

pN0（i+）：仅有孤立肿瘤细胞（ITCs）：肿瘤细胞簇≤0.2mm（单个淋巴结中可有多灶 ITC，最大者必须≤0.2mm；若 ITCs 细胞总数大于 200，则应诊断为微转移）。

pN0（mol–）：组织学无转移，RT-PCR 阴性。

pN0（mol+）：未检测到 ITCs，但 RT-PCR 阳性。

pN1mi：微转移（约 200 个细胞，>0.2 mm，≤2.0mm）。

pN1a：1～3 个淋巴结有转移，至少 1 个肿瘤灶>2.0mm。

pN1b：转移至同侧内乳前哨淋巴结（胸骨旁，转移灶>0.2mm），腋窝淋巴结阴性。

pN1c：N1a 和 N1b。

pN2a：4～9 个腋窝淋巴结转移（至少 1 个肿瘤灶>2.0mm）。

pN2b：临床检测到内乳（胸骨旁）淋巴结转移（有或无病理证实），不伴腋窝转移。

pN3a：≥10 个腋窝淋巴结有转移（至少 1 个肿瘤灶>2.0mm）或锁骨下淋巴结（腋顶部）转移。

pN3b：pN1a 或 pN2a 伴有 cN2b（影像学证实的内乳淋巴结转移）；或 pN2a 伴有 pN1b。

pN3c：转移至同侧锁骨上淋巴结。

分期：T1 包括 T1mi，而 N1mi 对分期有意义；如果淋巴结只有前哨，则标记 Nx（sn）。

（3）远处转移（M）

M0：无远处转移的临床或影像学证据。

cM0（i+）：无临床或影像学证据证实远处转移；但在没有转移症状和体征的患者中，分子生物学或显微镜下检测到循环血中、骨髓中或其他非区域淋巴结组织中有≤0.2mm 的肿瘤细胞群。

pM1：临床和影像学手段检查到远处转移和/或组织学证实转移灶>0.2mm。

表 4-1　乳腺癌临床 pTNM 分期

分期	pT	pN	M
0	Tis	N0	M0
I A	T1	N0	M0

续表

分期	pT	pN	M
Ⅰ B	T0，T1	N1mi	M0
Ⅱ A	T0，T1	N1	M0
	T2	N0	M0
Ⅱ B	T2	N1	M0
	T3	N0	M0
Ⅲ A 期	T0，T1，T2	N2	M0
	T3	N1，N2	M0
Ⅲ B	T4	N0，N1，N2	M0
Ⅲ C	任何 T	N3	M0
Ⅳ	任何 T	任何 N	M1

（三）分型

随着肿瘤研究与治疗的不断进展，分子分型已成为指导乳腺癌治疗的主要分类标准。激素受体阳性[雌激素受体 ER 和（或）孕激素受体 PR 阳性]、HER2 阳性、三阴性乳腺癌（ER、PR、HER2 均为阴性）等分型乳腺癌的分子表达及临床意义，具体详见表 4-2。

表 4-2　乳腺癌分子分型

分子亚型	指标（免疫组化）			
	HER2	ER	PR	Ki-67
HER2 阳性（HR 阴性）	（0～+）	（−）	（−）	任何
HER2 阳性（HR 阳性）	（+++）	（+）	任何	任何
三阴型	（−）	（−）	（−）	任何
Luminal A 型	（−）	（+）	（+），表达＞20%	低表达
Luminal B 型（HER2 阴性）	（−）	（+）	表达＜20%或（−）	高表达

三、转　移　途　径

1. 局部扩展　乳腺癌细胞沿导管蔓延，或沿筋膜间隙伸展，继而侵犯皮肤，首先累及乳腺悬韧带，使之缩短，形成"酒窝征"。皮下淋巴管被癌细胞堵塞，引起淋巴回流障碍，则出现"橘皮样"外观改变。淋巴管内癌细胞继续生长，可发展成分散的结节，即卫星结节。

2. 淋巴道转移　乳房的淋巴引流有以下四个途径。

（1）乳房大部分淋巴液经胸大肌外侧缘淋巴管引流至腋窝淋巴结，再流向锁骨下淋巴结。部分乳房上部淋巴液可流向胸大、小肌淋巴结，直接到达锁骨下淋巴结，再流向锁骨上淋巴结。

（2）部分乳房内侧的淋巴液通过肋间淋巴管流向胸骨旁淋巴结，即内乳淋巴结。

（3）两侧乳房间皮下有交通淋巴管，一侧乳房的淋巴液可以流向另一侧。

（4）乳房深部淋巴网可沿腹直肌鞘和肝镰状韧带通向肝。另外，癌细胞也可以反流引起胸膜及脊柱转移。

3. 血行转移　乳腺肿瘤细胞可经淋巴途径进入静脉，也可直接进入血液循环至远处转移，可引起肺、骨、脑、软组织、肝及肾上腺等转移。其中骨转移以胸、腰椎及骨盆多见。

四、临 床 表 现

1. 乳腺肿块　患乳出现无痛性并呈进行增大的肿块是最常见的首发症状，肿块绝大部分位于乳腺外上象限。一般单侧乳腺单发肿块较为常见，偶见2～3个。肿块大小形状不一，一般为不规则，亦可见圆形或椭圆形，肿块质地大多实性，较硬，肿块可活动，晚期活动度较差。

2. 乳头改变　癌灶侵及乳头、乳晕时，牵拉乳头，使乳头偏向一侧，病变进一步发展可使乳头扁平、回缩、凹陷，直至完全缩到乳晕下。乳头湿疹样癌常表现为乳头糜烂、结痂等湿疹样改变。

3. 乳房皮肤改变　乳腺癌者会出现乳腺皮肤改变。肿瘤侵犯 Cooper 韧带使皮肤外观凹陷，出现"酒窝征"。癌细胞堵塞皮下淋巴管，出现皮肤水肿，在毛囊处形成许多点状凹陷呈"橘皮样变"。癌细胞侵入皮内淋巴管，在肿瘤周围形成卫星结节，出现"铠甲样变"。晚期乳腺癌皮肤与肿瘤粘连而固定甚至破溃，呈菜花样变。

4. 乳腺轮廓改变　由于肿瘤侵犯，乳腺的弧度发生改变，出现外凸或者凹陷，亦可见乳腺抬高，使两侧乳头不在同一水平线上。

5. 乳房疼痛　乳腺癌发展到一定程度，可有不同程度的疼痛，表现为持续性或阵发性乳腺刺痛、钝痛或隐痛不适。

6. 区域淋巴结肿大　乳腺淋巴回流第一站是腋窝和胸骨旁淋巴结，第二站是锁骨上淋巴结和纵隔淋巴结。临床上以腋窝淋巴结转移最常见，可在腋窝扪及单个或者多个质硬淋巴结。

7. 全身表现　早期不明显，晚期可出现乏力、贫血、恶病质及远处转移的临床表现，癌细胞可随血行转移或淋巴转移到肺、骨、肝、脑、胸膜等组织，并出现相应症状。

五、辅 助 检 查

1. 超声检查　乳腺超声无损伤，便捷，可反复检查，尤其对于致密型乳腺更为适用，可判断囊性或实性病变。乳腺癌肿块在超声下表现为外形多不规则，常无包膜，边缘粗糙不规整，蟹足状，低回声多见，可有散在或者砂砾样钙化，可侵犯皮肤及胸肌，血运常丰富。但对于肿块小于 0.5cm 的小肿瘤，易漏诊。

2. 乳腺 X 线摄影　乳腺钼靶对乳腺癌的确诊率可达 80%～90%。尤其对早期乳腺癌的诊断有着独特的优势。乳腺癌在钼靶下常有以下表现。

（1）钙化钼靶图像上的钙化情况有片状钙化，簇状钙化，细点状微小钙化等。

（2）肿物在两个不同投照位置均可见到占位性病变，其边缘征象对判断肿块的性质最为重要，可表现为边缘清晰、模糊、浸润性生长，或可见到从肿块边缘发出的放射状线影。乳腺肿块与其周围乳腺组织相比，多数呈高或等密度，极少数可表现为低密度。

（3）结构扭曲是指正常结构被扭曲或纠集现象，但无明确的肿块可见，包括从一点发出的放射状影和局灶性收缩，或者在实质的边缘扭曲。

3. MRI 检查 乳腺 MRI 有良好的分辨率且无辐射，可以发现多灶、多中心的小病灶。有行保乳手术意愿的患者应常规进行 MRI 检查，明确多灶或多中心病变范围、浸润程度，对于新辅助治疗需要评估乳腺状态者，优选乳腺磁共振。MRI 图像上显示肿块边缘不规则，可见毛刺征。

4. CT 检查 CT 检查常用于评估其他脏器是否有肿瘤转移，对于乳腺癌患者术前评估分期尤其重要，有助于制订更优化的治疗方案。

5. 肿瘤标志物检测 CA15-3、癌胚抗原是乳腺癌中应用价值较高的肿瘤标志物，主要用于转移性乳腺癌患者的病程监测。CA15-3 和癌胚抗原联合应用可显著提高检测肿瘤复发和转移的敏感性。由于其对局部病变的敏感性低，且在某些良性疾病和其他器官的恶性肿瘤中也可升高，因此不适合用于乳腺癌的筛查和诊断。

6. 病理学检查 有明确肿块高度怀疑乳腺癌患者，建议获得病理后再制订下一步治疗方案，常用超声引导下粗针穿刺活检，或麦默通微创活检。怀疑腋窝淋巴结转移时可以行细针抽吸检查。无明显肿物，在 X 线摄影下表现为钙化灶的患者可选择钩针定位后切除病变部位送病理活检，若有条件可结合术中钼靶明确钙化灶是否切除。

六、诊　断

乳腺癌诊断的方法可采用综合评估。结合患者病史，体格检查，乳腺超声、乳腺 X 线摄影、乳腺磁共振等检查进行初步临床诊断，乳房肿块边界不清、活动度差、酒窝征、橘皮样改变、乳头凹陷等典型表现伴有腋窝淋巴结肿大时有助于诊断。病理学检查是乳腺癌诊断的金标准。

七、治　疗

在过去 100 多年间，随着循证医学及辅助治疗的发展，乳腺癌的治疗模式已发生了巨大改变，从可耐受的最大治疗转变为现在的最小且有效的治疗，最大的变革就是从乳腺癌根治术发展到今天的保乳、保腋窝的治疗方法。有赖于以手术为基础的乳腺癌的综合治疗的飞速发展，乳腺癌死亡率呈现下降趋势。但乳腺癌发病率继续呈上升趋势，仍是威胁健康的重大健康问题。

1. 手术治疗 乳腺癌的外科手术范围包括乳腺和腋窝淋巴结两部分。手术治疗目前仍为乳腺癌主要治疗手段之一。主要的手术方式有乳腺癌改良根治术、单纯乳房切除术、保乳术、前哨淋巴结活检、乳房重建术等。乳腺癌手术目前已进展至关注患者心理康复、美容效果阶段，重建手术的相关研究已成为热点，微创手术也在逐渐发展。

2. 化疗治疗　是应用抗癌药物抑制癌细胞分裂，破坏癌细胞的治疗方法，简称化疗，为乳腺癌重要的治疗手段，包括术前的新辅助化疗、术后辅助化疗和对复发转移进行的解救化疗，可通过静脉或口服给药。常用化疗方案有 TAC、AC-T、TC、AC 等。

3. 内分泌治疗　是采用药物或去除内分泌腺体的方法来调节机体内分泌功能，减少内分泌激素的分泌量或阻断雌激素与雌激素受体的结合，从而达到治疗乳腺癌的目的，可用于辅助治疗以及新辅助内分泌治疗。内分泌治疗分为绝经前及绝经后治疗阶段，绝经前可选择的药物有雌激素受体拮抗剂，如他莫昔芬、托瑞米芬，绝经后患者可选择雌激素受体拮抗剂（氟维司群）、芳香化酶抑制剂（AI），包括非甾体类 AI 如来曲唑、阿那曲唑，甾体类 AI 如依西美坦等。对于中高危乳腺患者可联合应用卵巢功能抑制剂（OFS）或手术切除双侧附件和（或）子宫。

4. 生物靶向治疗　是针对促进癌症发生和发展的重要分子靶点进行的治疗，是近年来最为活跃的研究领域之一，与化疗药物相比，靶向药是具有多环节作用机制的新型抗肿瘤治疗药。临床上使用最多的是针对 HER2 的靶向药物，如曲妥珠单抗、拉帕替尼、帕妥珠单抗及国产的吡咯替尼等。还有针对血管内皮生长因子（VEGF）、表皮生长因子受体（EGFR）、PIK3CA 相关靶向药物，mTOR 抑制剂，CDK4/6 抑制剂，PARP 抑制剂等。

5. 放射治疗　是乳腺癌的重要治疗，属于局部治疗，可杀灭术野内及术野边缘残存的病灶，降低局部区域复发率，缩小乳腺癌手术范围。腋窝淋巴结转移、保乳术后的患者一般常规放疗，而复发、转移灶的放疗也可提高生存质量，局部晚期患者无手术机会时可行姑息性放疗。

6. 免疫治疗　是肿瘤治疗史上的里程碑。主要是改变肿瘤微环境，激发机体自身免疫功能，发挥抗肿瘤细胞的作用。目前最热点的研究方向是程序性死亡蛋白-1（PD-1）和程序性死亡蛋白配体-1（PD-L1）。

7. 中医中药治疗　中医作为我国传统医学，在恶性肿瘤诊治方面也积累了众多经验。目前主要采用内治的方法，按照辨证施治的原则进行，主要针对肝郁气滞、冲任失调、毒热蕴结、气血亏虚 4 种证候分别施治。

八、特殊类型乳腺癌

（一）炎性乳腺癌

炎性乳腺癌是一种特殊类型乳腺癌，表现为乳房 1/3 以上皮肤出现潮红、水肿橘皮样改变。本病发病迅速、进展快、高度恶性、预后差，常被误诊为急性乳腺炎。

1. 病因及发病机制　炎性乳腺癌发病原因尚未明确，可能是肿瘤细胞浸润皮肤真皮或者皮下淋巴管引起淋巴管堵塞后导致皮肤水肿、组织张力增加，进而形成炎症或者橘皮样的外观。

2. 临床表现　大部分乳腺癌患者因发现乳房肿物就诊，而炎性乳腺癌患者因炎症表现就诊。如患者出现乳房潮红、水肿橘皮样、部分轻微疼痛等表现，无发热，尤其是非哺乳期的高龄患者，需要注意炎性乳腺癌可能。本病发病急骤，病情进展快，可较快出现腋窝淋巴结或锁骨上淋巴结转移，触诊皮肤发硬，若伴发肿块，肿块常边界不清，活动度差。

3. 辅助检查　血常规检查可以鉴别部分乳腺炎患者，其他影像学检查同常见类型乳腺癌，可行皮肤或肿物活检帮助最终诊断。

4. 诊断　根据临床表现结合乳腺影像学检查进行初步诊断。临床表现为短时间乳房弥漫性增大、变硬，乳房 1/3 以上皮肤大范围潮红水肿、增厚、出现橘皮样外观，病变皮肤温度增高。乳腺 X 线可见皮肤弥漫性增厚，密度增高，皮下组织及乳腺实质梁状结构增厚、增粗，有时可见微小钙化灶和局部肿块影，乳头回缩，腋下淋巴结肿大等。超声检查可见皮肤增厚，皮下层增厚且出现线状液性暗区，腺体层一般无明显的肿块图像，表现为结构紊乱，回声减弱，边界不清，血流信号增多，出现高速高阻型的动脉频谱，多伴有腋窝淋巴结肿大。乳腺病变部位经穿刺或手术切取活检，经组织病理学检查明确诊断。

5. 治疗　炎性乳腺癌患者在确诊时常已出现肿瘤扩散转移，单纯局部治疗如外科手术或放射治疗效果欠佳，目前也以综合治疗为主。临床上常首先进行新辅助化疗，化疗方案同辅助方案。若为 HER2 阳性类型，可联合单个靶向药物曲妥珠单抗，若条件允许，可以联合帕妥珠单抗行双靶向治疗。手术方案推荐乳房切除结合腋窝淋巴结清扫的术式，一般不行一期重建手术，术后需行放射治疗，此类患者预后差。

（二）乳头乳晕湿疹样癌

乳头乳晕湿疹样癌（Paget's 病）主要表现为乳头乳晕湿疹样改变，较少见。此类型乳腺癌恶性程度低、病情进展慢、淋巴结转移发生较晚，及时手术治疗则预后较好。

1. 病因及发病机制　乳头乳晕湿疹样癌病因尚不清楚，目前认为癌细胞起源于乳腺导管近开口处，可能与机体免疫功能紊乱有关。

2. 临床表现　乳头乳晕湿疹样癌临床表现为单侧乳头、乳晕及其周围部位瘙痒、烧灼感，呈边界清楚的红色斑片状湿疹样外观，表面多有渗出结痂或角化脱屑，严重时可形成溃疡。部分存在乳头溢液，以血性溢液为主，可有乳房肿块，也可无肿块。男性亦发病，可发生在乳腺以外的部位如肛周、腋窝等。

3. 辅助检查　乳腺彩超及钼靶检查有助于诊断，病变皮肤或肿物活检可确诊。

4. 诊断　乳头乳晕湿疹样癌早期主要表现为乳头皮肤发红、瘙痒、微痛，部分患者有少量渗出，继而出现乳头乳晕区皮肤增厚、渗液、结痂、脱屑或乳头乳晕皮肤糜烂、溃疡。经皮肤科诊治可痂下愈合，但病情反复发作，尤其年龄超过 50 岁患者，需要重视乳头乳晕湿疹样癌可能。结合以上临床表现和影像学检查结果，活检发现 Paget 细胞可确诊本病。

5. 治疗　乳头乳晕湿疹样癌目前以手术治疗为主。单纯乳头乳晕湿疹样癌属于原位癌，发展较慢，预后较好，但若同时存在浸润性导管癌时病情发展快，预后较差。手术方式可选择保乳术、乳腺癌改良根治术或联合乳房重建术，单纯乳头乳晕湿疹样癌淋巴结转移较少，也可施行前哨淋巴结活检。术后的治疗要依据病理诊断情况决定是否给予内分泌治疗、化疗、放疗或靶向治疗。

第二节 乳腺癌患者手术治疗的护理

手术治疗为乳腺癌的主要治疗手段之一，在乳腺癌的综合治疗中占了主要地位。乳腺癌的外科手术范围包括乳腺和腋窝淋巴结两部分。目前乳腺癌的手术方式有改良根治术、单纯乳房切除术、保乳手术、前哨淋巴结活检、乳房重建手术等。

一、术 前 护 理

（一）护理评估

1. 健康史 询问患者的一般状况、既往健康状况，有无手术病史及手术的原因、名称、种类、效果等；了解患者的月经史、婚育史及药物过敏史；了解患者的饮食、排便、生活习惯及有无特殊嗜好等。

2. 身体状况

（1）评估病情：了解疾病相关的症状和体征，判断疾病对患者的影响及其程度，评估生活自理能力。

（2）评估生命体征：测量生命体征，发现异常及时报告医师并协助医师进行处理。

（3）全身状况：测量身高、体重；观察患者皮肤情况，了解患者是否存在贫血、营养不良等情况。

3. 心理-社会状况 评估患者有无因乳腺癌手术产生不良心理反应，如患者对形体改变的反应情况如害羞、内疚、无助、无望，对形象改变的关心程度；患者对乳腺癌的治疗知识的了解和掌握程度及参与社会家庭交往的适应程度。家属对本病及其治疗、预后的认证程度及心理承受能力。

（二）主要护理诊断/问题

1. 焦虑、恐惧 与对疾病的不了解，对治疗效果的担忧，经济条件以及家庭支持情况有关。

2. 自我形象紊乱 与术后乳房缺失有关。

3. 知识缺乏：缺乏乳腺癌手术治疗相关知识。

4. 疼痛 与手术创伤有关。

5. 潜在并发症：出血。

（三）护理措施

1. 心理护理 关心和体贴患者，鼓励患者说出自己的疑虑和需要，尽可能给予患者满意的解释；针对患者存在的心理问题，进行心理疏导，让患者与手术成功的患者进行交流，使患者以积极的态度和轻松的心情配合手术；鼓励家属多陪伴患者，使患者获得安全感。

2. 术前准备

（1）完善各种检查，例如 B 超，心电图，钼靶、CT、MRI 以及血常规，凝血四项等。

（2）签署手术同意书、麻醉同意书。

（3）饮食指导：术前加强营养，预防急性上呼吸道感染，术前一日指导患者进流质饮食，术前 4 小时禁水，12 小时禁食，为其放置温馨提示桌牌，以提醒患者。

（4）早期妊娠及哺乳患者，前者应终止妊娠，后者应停止哺乳。

（5）皮肤准备：嘱患者术前一日沐浴，做好个人卫生，腋窝彻底清洁，常规备皮并在患侧画标记，如需植皮者，应做好供皮区皮肤准备。

（6）功能锻炼：术前为患者讲解功能锻炼的方法及意义，测量臂围及肩关节活动度。

（7）术前讲解术后会留置的管道以及麻醉后会采取的卧位，让患者预先有心理准备，必要时术前一日做床上排便训练。

（8）按照医嘱进行药物过敏试验、睡前给予有助于睡眠的药物。

（9）术日不可化妆、涂染指甲，选择适宜发型，更衣。准备好术前用药。

（10）必要时术前留置尿管。

二、术 后 护 理

（一）护理评估

1. 健康史 术后患者被送回病室时，值班护士应与麻醉医师、手术室护士进行详细的床旁交接，查阅手术记录单，了解患者麻醉方式和效果，手术经过、手术方式及范围、术中出血情况、输血与否、术中尿量、输液情况及有无特殊护理事项。

2. 身体状况

（1）生命体征：观察血压、脉搏、呼吸有无异常。

（2）意识状态：观察全麻患者的神志，以便了解麻醉恢复情况；对脊椎麻醉（腰麻）及硬膜外麻醉的患者，了解患者有无异常神志变化。

（3）疼痛：评估术后疼痛的部位、性质、程度。采用硬膜外置管和自控镇痛装置的患者，需观察管道是否固定通畅；采用注射或口服药物时，要了解药物剂量和使用间隔时间，观察疼痛缓解程度。

（4）皮肤：评估术后患者皮肤的颜色及温湿度，观察切口、麻醉针孔处敷料有无出血、渗出；手术过程中受压部位及骨隆突处皮肤是否完整。

（5）各种引流管：评估各种引流管固定情况，是否通畅，引流液的质、量、色及有无异味。

3. 心理-社会状况 术后患者及家属常担心手术成功与否，有无并发症；担忧术后身体的恢复，对术后出现的各种不适较为紧张，应重点评估患者对手术的耐受情况，尤其是对疼痛的敏感性，耐心与患者交流，观察其心理反应。

（二）主要护理诊断/问题

1. 疼痛　与手术创伤有关。

2. 自理能力缺陷　与切口疼痛及术后输液有关。

3. 有感染的危险　与手术切口及术后抵抗力下降有关。

（三）护理措施

1. 体位护理　麻醉清醒前，取仰卧位；麻醉清醒，生命体征平稳后取半卧位，利于呼吸和引流。患者发生恶心呕吐时头偏向一侧，防止误吸。

2. 排尿护理　鼓励、指导患者自解小便，自解小便困难者给予诱导排尿，必要时遵医嘱给予导尿。

3. 观察生命体征　严密监测患者体温、脉搏、呼吸、血压及血氧，及时发现病情变化并做好记录。

4. 引流管护理

（1）引流管长度适宜，密切观察有无打折、受压、扭曲、牵拉及脱管等。

（2）保持引流装置的负压状态，根据引流装置调节负压大小。负压过大可造成引流管瘪塌，影响引流或致出血。

（3）定时挤压引流管，保持通畅。防止血块纤维块堵塞引流管影响引流效果。

（4）观察引流液的颜色、量、性质，并做好记录。若引流量每小时超过 100ml，提示有活动性出血，应立即报告医生及时处理。引流液颜色变淡，连续 3 天引流量小于 10ml/d，局部无积血、积液，创面与皮肤紧贴即可考虑拔管。

5. 伤口的护理

（1）保持伤口敷料清洁干燥，密切观察伤口敷料有无渗血、渗液，观察渗出物性质，必要时应及时给予更换。

（2）更换敷料时，如发现皮瓣下积液，应在无菌操作下进行穿刺抽吸并给予加压包扎；若皮瓣边缘发黑坏死时，应对其进行剪除，待创面自行愈合；若大面积皮瓣坏死，必要时进行植皮。

6. 胸部加压包扎护理　胸带加压包扎使胸壁与皮瓣紧密贴合，松紧度以能伸进一指为宜，能维持正常血运，不影响呼吸。胸带包扎过紧会影响皮瓣血液循环，导致患肢供血不足，易出现皮肤发绀、皮温低、脉搏扪不清等，如有上述表现，提示腋部血管受压，应及时调整；若胸带包扎过松，引起创面腔隙积液、积气，易出现皮瓣下积液，致使皮瓣或植皮片与胸壁分离，不利愈合。

7. 患肢的护理

（1）术后卧床患者，肘部宜轻度屈曲，患侧肢体垫一软枕，使其手高于肘，并进行向心性按摩。

（2）避免患肢长时间下垂或用力，肩关节禁止外展，取内收位。

（3）避免在患肢进行有创性操作及测量血压。

（4）下床活动时禁止用患肢支撑床铺。

（5）他人搀扶时避免搀扶患肢。

8. 饮食护理

（1）术后禁食 6 小时，如无恶心、呕吐，可先进流质饮食，再逐渐过渡到半流质或普通饮食。

（2）注意补充营养，膳食均衡。鼓励患者进食高蛋白、高维生素、高纤维素，低脂食物。

（3）不要偏信或依赖某些保健品，合理选择海产品、瘦肉、奶制品。

（4）避免食用油炸、腌制、烧烤类及高脂肪高热量的食品。

（5）禁止食用雌激素类食物，如蜂王浆、蜂胶、羊胎素。

9. 心理护理

（1）鼓励患者情感表达，宣泄郁闷，有助于尽快释放压力，提高治疗效果。

（2）鼓励患者培养兴趣爱好，丰富自己的生活。

（3）主动合理运用社会支持系统，使患者感受团队温暖的同时，积极对抗疾病。

（4）鼓励患者及家属参与治疗及护理，正确认识疾病，消除恐惧心理，增强信心，提高治疗的依从性。

（5）介绍成功案例或请康复者讲述心路历程，使患者树立战胜疾病的信心。

第三节　乳腺癌患者化学药物治疗的护理

化学药物治疗是应用化学合成药物抑制癌细胞分裂、破坏癌细胞的疗法，简称化疗。乳腺癌是化疗效果较好的一种恶性肿瘤，对于符合指征的乳腺癌患者应及早进行化疗，以提高治疗效果和生活质量。乳腺癌化疗一般需要 6～8 个周期，属全身性治疗。乳腺癌常用的化疗药物包括：蒽环类药物，如多柔比星（阿霉素药物 A）、表柔比星（表阿霉素药物 E）、吡柔比星（THP）；紫杉类药物（T），如紫杉醇或多西他赛；嘧啶类药物，如氟尿嘧啶（F）、吉西他滨（G）、环磷酰胺（C）、甲氨蝶呤（M）等。传统方案有：CMF（环磷酰胺+甲氨蝶呤+氟尿嘧啶），CAF（环磷酰胺+阿霉素+氟尿嘧啶）。目前常用方案：CAF，CEF（环磷酰胺+表柔比星+氟尿嘧啶），AT（阿霉素+紫杉醇），TC（紫杉醇+环磷酰胺）等。其他方案：多西他赛+表柔比星（TE），多西他赛+表柔比星+环磷酰胺（TEC），表柔比星+环磷酰胺序贯多西他赛 EC-T 新辅助化疗，紫杉醇（T）联合吉西他滨（G）、卡培他滨节拍化疗联合依西美坦等。

化疗药物会引起不良反应，如蒽环类有心脏毒性，能引起骨髓抑制、消化道反应；紫杉类的不良反应有骨髓抑制、过敏反应、皮肤红斑、神经毒性、胃肠道反应等。患者化疗期间，要减少其不良反应，使其顺利完成化疗周期，提高治愈率及生活质量。因此，护理人员应熟悉化疗方案、化疗的不良反应、禁忌证以及化疗不良反应的处理措施，了解患者心理状况，加强沟通，关心患者，做好化疗前准备，严密观察化疗过程中出现的问题，及时与医生沟通并采取有效的护理措施，为化疗顺利完成保驾护航。

一、护理评估

（一）健康史

1. 评估患者的起病急缓、首发表现特点及目前主要症状和体征。

2. 评估患者既往的相关辅助检查、用药和其他治疗情况，特别是血象及骨髓象的检查结果、治疗用药和化疗方案等。

3. 评估患者的职业、生活工作环境、家族史等。

4. 评估患者的一般状况：患者的日常休息、活动量及活动耐受能力、饮食和睡眠等情况。

（二）身体状况

1. 一般状况　观察患者的生命体征，如有无发热。评估患者的意识状态、营养状况。

2. 皮肤、黏膜　评估有无贫血、出血、感染及皮肤黏膜浸润等体征，如口唇、甲床是否苍白，皮肤有无出血点、瘀点、紫癜或瘀斑，有无口腔溃疡、癌性伤口破溃、脓肿等。

3. 肝、脾、淋巴结　肝、脾触诊应注意肝脾大小、质地、表面是否光滑、有无压痛。浅表淋巴结大小、部位、数量、有无压痛等。

4. 其他　胸骨、肋骨、躯干骨及四肢关节有无压痛。心肺功能有无异常。有无留置深静脉管道，有无血栓风险等。

（三）心理-社会状况

评估时应注意患者对自己所患疾病的了解程度及其心理承受能力、以往的住院经验、所获得的心理支持，家庭成员及亲友对疾病的认识、对患者的态度，家庭应对能力以及家庭经济情况，如有无医疗保障等。

（四）辅助检查

外周血中白细胞计数、血红蛋白含量、红细胞计数、血小板计数是否正常。了解生化检查及肝肾功能检查结果。了解心电图、心脏彩超、CT 检查结果。

二、主要护理诊断/问题

1. 自我形象紊乱　与化疗副作用有关。

2. 潜在并发症：胃肠道反应、感染、骨髓抑制、肌肉酸痛、心脏毒性、肝肾功能损伤、过敏反应。

3. 知识缺乏：缺乏疾病相关知识。

4. 营养失调：低于机体需要量　与肿瘤代谢增加、化疗致消化道反应有关。

三、护 理 措 施

（一）化疗前准备

1. 评估患者情况　化疗前，评估患者年龄、生命体征、营养状况、脏器功能、机体功能、有无化疗禁忌证及肿瘤合并症、既往治疗史及不良反应状况、血管状况等。

化疗指征：穿刺活检确诊的术前新辅助化疗患者应尽快开始化疗。晚期乳腺癌首选单药序贯化疗。化疗禁忌证：白细胞总数低于 $4.0 \times 10^9/L$ 或血小板计数低于 $80 \times 10^9/L$ 者；肝、肾功能异常者；一般状况衰竭者；有严重感染的患者；精神病不能合作治疗者；食管、胃肠道有穿孔倾向的患者；妊娠妇女，可先做人工流产或引产；过敏体质者应慎用。

2. 医学资料准备

（1）测量患者的身高、体重，准确计算患者体表面积；常规检查血常规、大小便常规、生化、肿瘤标志物、肝功能、肾功能、心电图等，医生根据检查结果决定是否化疗。

（2）了解患者化疗方案和化疗药物不良反应，以便及时应对可能出现的不良反应。

3. 信息支持　护理人员要灵活应用沟通技巧，提供情感和精神支柱。讲解化疗方案、治疗周期、治疗作用、药物不良反应；讲解化疗药物对血管的刺激和保护血管的重要性，提高防范药物外渗的意识；讲解深静脉置管目的、方法、优缺点；嘱咐患者注意预防感冒及感染疾病。可在患者床头放置有简明注意事项的化疗标识牌，做好化疗安全管理。

4. 环境护理　做好病房管理，帮助患者调整好病房内的光线与温度、湿度等，帮助患者创建一个安静、优质的病房环境。

5. 静脉准备　根据治疗方案、治疗周期、患者疾病特点、血管完整性和患者意愿、输液装置的现有资源等因素有计划选用静脉。为减少药物渗漏损伤组织，首选中心静脉导管，次选静脉留置针，禁止使用一次性钢针进行化疗输注。

使用刺激性及发泡性化疗药、持续化疗药物输注如5-FU持续泵入的患者,应建立如PICC（经外周静脉穿刺的中心静脉导管）、CVC（深静脉置管导管）、输液港等中心静脉通路。

使用静脉留置针化疗时，选择健侧上肢粗直有弹性、近心端的浅静脉，避开关节、手背、肌腱、韧带处，术后患肢禁止输液及应用化疗药物，以防患肢水肿；不在下肢输入化疗药物，不在同一部位反复穿刺。

6. 用药准备　规范配制药物，做好个人防护。接触化疗药物的护士操作前穿防护衣、戴口罩、帽子、乳胶手套、护目镜，减少皮肤接触。遵循现配现用、三查七对、配伍禁忌、药物特性等原则正确配药。

根据药物性质选择合适输液器，如顺铂、卡铂、奥沙利铂等选用避光输液器，紫杉醇、多西他赛选用超低密度聚乙烯输液器，其他化疗药物选用精细过滤器的输液器。

合理安排用药顺序，严格执行用药规程。化疗药物不宜第一瓶或最后一瓶输注，不宜晚间输注。给药前，确保输液器各部件之间连接紧密，避免松脱发生化疗药物外溢。双人核对，确认静脉通路通畅无液体外渗后再输入化疗药物。

（二）化疗中的观察

1. 化疗输注过程血管情况 由于化疗药物渗透压高、浓度较高、酸碱度高等因素，可致血管硬化、血管脆性和通透性增加，容易引发药物渗漏或血管炎症反应。因此，应用刺激性强的药物时，护士应床旁看护；定时巡回观察，保持输液通畅，维持合适的输液速度，防止输液管道打折、堵塞、脱出等情况；询问患者穿刺部位和肢体有无红、肿、热、痛，皮肤有无紧绷、硬化、冰冷或其他不适，做好患者静脉输液安全宣教，嘱患者穿刺部位上方衣物勿过紧，避免静脉内压力过高，避免过度活动置管侧手臂。化疗药物推注或点滴前后，根据化疗药物溶剂选择生理盐水或 5%葡萄糖注射液冲洗静脉通路。静脉推注化疗药物时，应先回抽见回血后方可推注，推注过程中反复回抽观察，推注时间以 10～15min 为宜，不宜太快或太慢，以免发生渗出及静脉炎。

（1）发生静脉炎的处理：评估静脉炎程度。外周静脉置管部位一旦出现静脉炎应立即拔管，对局部进行消毒，使用喜疗妥软膏、如意金黄散等药物涂抹局部或湿性敷料局部粘贴，缓解静脉炎症状；抬高患肢，避免局部受压。PICC、CVC 等发生静脉炎按照深静脉置管维护要点进行处理。

（2）化疗药物外渗的处理：化疗药物一旦发生外渗，可造成软组织及皮肤炎症反应、局部组织坏死，严重时可危及患者的生命。应做好心理安慰，缓解患者的紧张情绪，并立即停止注射。①保持原有导管，尽量回抽残留药液，抬高患肢利于静脉回流。②评估外渗部位、面积、外渗药物量，皮肤颜色、温度、疼痛程度，根据不同药物选不同解毒剂局部封闭处理。临床常用 2%利多卡因+地塞米松 5mg+0.9%生理盐水稀释至 20ml，于外渗穿刺点下方进行环形封闭注射，注射范围大于外渗范围。阿霉素药液外渗时，用 5%碳酸氢钠+地塞米松局部封闭。疼痛者用利多卡因和氢化可的松琥珀酸钠行局部封闭。③24 小时内，根据药物性质选择冷热敷。长春新碱和依托泊苷注射液宜用热敷，奥沙利铂不主张冷敷，其他情况下，临床常给予间断冰敷 15～20min，使局部血管收缩，减少药物向周围组织扩散，肿胀明显时，给予 50%硫酸镁湿敷 30min，4 次/天。④24 小时后局部仍红肿者，涂以醋酸可的松软膏或用地塞米松湿敷；或用地塞米松和庆大霉素交替湿敷。48 小时内抬高患肢、制动、休息，以降低毛细血管静脉压，利于静脉回流，促进渗出后吸收。⑤定期观察评估渗出部位，包括活动、感觉和肢端活动情况，记录评估结果。局部已明显坏死、溃疡者，需外科清创处理。

2. 生命体征及不良反应 由于化疗药物对机体正常细胞有杀伤作用，且能抑制机体免疫功能，化疗药物的有效剂量和中毒剂量相当接近。当所用药物的免疫抑制作用超过抗肿瘤作用时，可对主要器官产生不可逆转的损害，所以必须严格遵医嘱给药，严格掌握给药的剂量及输入时间，常规进行心电监护，结合患者实际情况给予补液，严密观察患者的生命体征、电解质、体重、出入量等情况，发现不良反应或异常情况及时通知医生处理。

（三）化疗不良反应的护理

1. 胃肠道反应 化疗的胃肠道反应主要表现为强烈的恶心和呕吐，是很多患者难以坚持完成化疗的重要原因。预防与处理措施有以下几个方面。

（1）环境和饮食准备：创造良好的病房环境，消除房间异味。指导患者在化疗前后 3～

4h 进食，少量多餐，选择清淡易消化高热量优质蛋白饮食，避免在化疗前后 1～2h 内进食和接触油烟味，避免过饱和食油腻、刺激性食物。由于化疗使患者的苦味感觉阈下降，应尽量避免食用氨基酸含量较高的食物，如牛肉、猪肉、巧克力及马铃薯等，多食蔬菜水果，如豌豆、萝卜、竹笋、白菜、蘑菇、香菇、百合、柑橘等，多饮水，饮水量 1500ml/d 左右，促进肾排泄，减轻药物毒性。

（2）正确给予止吐药：化疗后常出现恶心呕吐，常用止吐药、抑酸药进行对症处理，可根据患者具体情况选用不同药物。常用止吐剂有盐酸昂丹司琼、托烷司琼、格拉司琼、甲氧氯普胺等。化疗前 1h 给予抑酸药奥美拉唑注射液 40mg+生理盐水静脉滴注，化疗前 0.5h 给予止吐剂+生理盐水 100ml 静脉滴注，同时给予地塞米松注射液 5mg 静脉滴注或静脉注射，每日 1 次。必要时在化疗后 4～6h 追加止吐剂静脉滴注 1 次。

（3）化疗给药时机：中午睡眠时或饭后 3～4 小时应用化疗药最佳，此时胃蠕动缓慢，肠道反应较轻。不宜在饱餐后或空腹时行化疗，因化疗药会刺激迷走神经兴奋引发呕吐。口服化疗药物在饭后半小时服用较好。

（4）穴位治疗：有艾灸、穴位注射、脉冲穴位刺激、穴位按摩、穴位贴敷等方式，常取足三里、内关、天枢穴、中脘、涌泉穴等腧穴；如胃复安注射液 10mg、维生素 B_6 注射液 0.2g 穴位注射足三里穴，吴茱萸散贴敷中脘、涌泉穴等。仅有恶心者，可将生姜片入口细细嚼下，也可挤汁与甘蔗水调和同服，同时按摩内关、足三里穴，可有效减轻恶心呕吐症状。

（5）放松训练：给予患者心理支持，指导患者看电视、做深呼吸、听冥想音乐等方法分散注意力。呕吐时嘱患者侧卧，以防误吸，呕吐频繁者注意补液。对腹泻者注意纠正水、电解质失衡。

2. 骨髓抑制　骨髓抑制为化疗期间最常见、最严重的副作用，主要表现为白细胞减少、中性粒细胞减少、血小板减少，易导致感染、出血和贫血等严重并发症。几乎每位患者都会出现白细胞减少，通常是化疗后第 3～5 天开始，7～10 天白细胞数目降至最低，之后逐渐回升，化疗后第 21～28 天恢复正常，因此，化疗间隔在 21～28 天左右合适。预防与处理措施有以下几个方面。

（1）化疗前后密切观察血常规变化。化疗前若患者白细胞数小于 $4×10^9/L$，应停止化疗。化疗后，第 4、7、10 天查血常规，在第 5～8 天皮下注射重组人粒细胞集落刺激因子瑞白等药物。为了避免骨髓抑制，可以在化疗前嘱患者口服升白胺、利血生等药物进行预防性治疗。如果患者化疗后发热或乏力，应立即查血象并通知医生及时处理。

（2）保护性隔离，预防感染。一旦发生骨髓抑制，须规范性地使用升白细胞、红细胞、血小板药物。当患者白细胞水平低于 $3.0×10^9/L$、血小板水平低于 $80×10^9/L$ 时，须立即对患者实施保护性隔离治疗和护理，保持病室环境整洁、空气新鲜流通，密切观察患者的体温变化，严格无菌操作和卫生规范，限制探视。当白细胞低于 $1.0×10^9/L$，血小板低于 $25×10^9/L$ 时，提示发生Ⅳ度骨髓抑制，应预防性使用抗生素，防止继发感染。

（3）加强基础护理，指导患者多休息，预防感染。对患者进行口腔护理、会阴护理，禁用肥皂或热水洗澡，禁止抓挠、挤压皮肤，避免接触锐器，防止扎伤皮肤引发感染。

（4）严密观察胃肠道、皮肤黏膜、鼻腔等部位有无出血症状，密切观察血细胞的变化，直到恢复正常。

3. 心脏毒性　引发心脏毒性最常见的药物是阿霉素、多西他赛。使用阿霉素时患者可出现心慌、胸闷憋气，甚至心律失常、心脏缺血等，多西他赛的心脏毒性主要表现为一过性心动过速和低血压。预防与处理措施如下。

（1）患者化疗前，必须进行心电图检查，结合其临床资料，确认是否伴有心脏病，必要时进行动态心电监测及心脏超声等检查，了解心脏基础情况。

（2）常规心电监护，密切观察患者生命体征和病情变化，重视主诉，对心律变化进行检测。

（3）应用1,6-二磷酸果糖、维生素E、辅酶Q10、ATP、钙拮抗剂等心脏保护药物，必要时可应用与阿霉素结构相近的米托蒽醌等药物，以减轻心脏毒性反应。

（4）使用蒽环类、紫杉类药物时，缓慢滴注，以减轻心脏毒性反应。

4. 脱发　几乎每个患者都会出现脱发，脱发为可逆性，但大部分女性难以接受。脱发常在化疗后14天左右出现，化疗2个月时最明显，通常在停药后2～3个月头发开始再生，6个月后生长如初。脱发是由于化疗药物对皮肤的毒性反应，使毛根部细胞群的有丝分裂受到抑制不能更新，导致毛发萎缩脱落。阿霉素、环磷酰胺、依托泊苷、异环磷酰胺、甲氨蝶呤、丝裂霉素、紫杉醇、长春新碱都能够引起严重的脱发。预防与护理措施如下。

（1）健康教育和心理护理：体谅患者内心感受，告知患者脱发是暂时性的，不必太过担忧，化疗结束后都会长出新发，外出时戴好帽子或假发，避免日晒。

（2）头发护理指导：患者化疗前剪短发，避免头发过长梳理牵拉加重毛囊损伤。洗头时，选择中性洗发液并用指腹轻轻揉擦头皮，避免用指甲抓挠头皮。化疗前进行膳食干预，多食用核桃、芝麻等。

（3）头部冷疗：可使局部血管收缩、血流量减少，减少组织细胞代谢和吸收，从而减少头皮对药物的吸收，减轻脱发。做法：在注射化疗药前10min至药物注射完毕30min，用冰布包头；也可在化疗过程中佩戴冰帽或在发际下用橡皮条扎紧头皮予以预防。

（4）家庭-社会支持：定期组织病友会，强化患者间的相互交流，告知家属社会支持的重要性，多给予患者精神支持，增强患者自我认同，帮助患者更好回归社会。

5. 过敏反应　过敏反应多见于紫杉类药物，如紫杉醇、多西他赛。紫杉类抗肿瘤药是从紫杉树皮或紫杉叶中提取或合成的有效成分，不溶于水，常用聚氧乙基代蓖麻油配制成注射剂，该物质可导致组胺释放，引起过敏反应，少数人可能出现严重过敏反应。预防与处理措施如下。

（1）必须行化疗前预处理。在用紫杉类药物前12小时、6小时分别给予口服地塞米松20mg。在输注紫杉类药物前30～60min，肌内注射苯海拉明50mg或异丙嗪25mg、静脉滴注西咪替丁40mg、地塞米松10mg，遵医嘱输入保护心脏、肝脏、肾脏的药物，嘱患者卧床休息。以减轻大量口服地塞米松可能出现的副作用，如兴奋失眠、消化道溃疡、高血压等。

（2）输注紫杉类药物时应采用非聚氯乙烯材料的专用精密输液器，避免紫杉醇中的增塑剂二基乙肽酸化物从聚氯乙烯器具中游离出来，导致大量过敏物质进入体内，引起过敏反应和肝脏毒性。

（3）常规心电监护，密切观察病情，发现异常及时处理。紫杉醇发生过敏反应大多在用药后 15min 内，护士应备好急救药品、器材，并严格按时间、用药顺序给药。滴注开始后每 15min 测血压、心率、呼吸一次，开始时滴速宜慢，护士在床边守护 10～15min，若患者无不适反应，逐渐加快滴速，按一般常规 3h 滴完。整个输液过程中要专人专护，严加巡视和观察，认真听取患者不适主诉，及时发现病情变化，为抢救赢得时间。如出现过敏反应，因立即停药并遵医嘱给予吸氧及抗过敏药物处理。

6. 口腔炎　由于化疗损伤、免疫抑制剂和抗感染药物作用、机体抵抗力下降等原因，患者化疗后 7～15 天容易并发口腔炎，严重影响患者对化疗的耐受性，常导致逃避或拖延化疗，最终影响化疗效果，应引起重视。预防与处理措施如下。

（1）常规口腔护理。嘱患者注意日常口腔卫生，选择软毛牙刷和含氟牙膏，餐后与睡前认真清洁牙齿，并以冷开水或淡盐水漱口。当白细胞小于 $3.0\times10^9/L$ 时，加用 30ml 的 1%过氧化氢含漱后再以冷开水漱口，以预防口腔炎。

（2）若发生口腔炎，可将维生素 B_{12} 20mg、庆大霉素 8 万 U、0.9%氯化钠溶液 500 ml 配制成漱口液，嘱患者每次用 10ml 含漱 15min，一天 5～8 次，可有效改善口腔黏膜炎症；也可在每餐后与睡前以 3%过氧化氢含漱，再以氯化钠溶液漱净后涂抹 3%碘甘油，皲裂口唇可涂甘油或液状石蜡。口腔溃疡者可应用西瓜霜喷雾剂。

7. 周围神经损伤　使用紫杉类或铂类、长春新碱等药物时常发生周围神经损伤。单药治疗与联合治疗过程中均可发生，其阴性症状可表现为指端感觉麻木，感觉消失等，阳性症状可表现为感觉异常或伴有痉挛、烧灼感等，遇冷发作，偶有主观感觉吞咽困难及呼吸困难。紫杉醇导致的神经毒性也可表现为急性疼痛，通常在紫杉醇输注后 1～3 天内发生，多数在 1 周内能得以缓解。预防与护理措施如下。

（1）在患者首次出现麻木、感觉消失、烧灼感等外周神经毒性症状时就应予以关注，可给予度洛西汀治疗。化疗当天指导患者戴毛绒手套，避免接触床栏、输液架等金属物，以免遇冷加重肢端麻木感。

（2）指导患者用热水洗漱，水果用热水浸泡加温后食用，避免低温刺激引发喉肌痉挛；加强保暖，避免受凉。肢端麻木感重者，采用按摩、热敷等措施减轻。

8. 肝肾功能损害　多数化疗药物需通过肝脏代谢和解毒，从肾脏排泄，化疗药物对肝肾功能存在不同程度的损害，患者可出现转氨酶升高、黄疸等一过性的肝损害反应，或急、慢性肾衰竭或肾小管功能障碍、肾小球损伤等药物肾毒性反应。易引发肾毒性的药物有环磷酰胺、甲氨蝶呤、顺铂等。预防与处理措施如下。

（1）化疗前正确评估患者肝肾损害情况、化疗药物的肝肾毒性及加重肝肾毒性的因素，如血容量不足、电解质紊乱等；合理选用化疗药物，避免使用其他肝肾毒性大的药物，严格控制累积剂量。

（2）每周期化疗首日开始预防性使用保肝药物护肝，直到化疗结束。如异甘草酸镁注射液，生脉注射液，参麦注射液，还原型谷胱甘肽注射液，门冬氨酸鸟氨酸注射液，复方苦参注射液等。

（3）化疗前后充分水化，根据化疗药物性质进行碱化尿液、利尿、解毒处理。化疗期间严密监测肾小管功能、尿蛋白和血清肌酐。已有肾功能损害的患者要慎用，一旦出现化疗药物肾毒性应暂停或终止化疗。例如，环磷酰胺的常见肾毒性反应是水排出障碍、出血性膀胱炎和膀胱慢性纤维化，常在用药后 12h 内出现，在环磷酰胺化疗前后静脉滴注美司钠降解毒性产物、化疗后静脉滴注碳酸氢钠碱化尿液，并进行水化和利尿增加肾小球滤过率，加快体内毒素排泄，可有效预防膀胱出血等不良反应；甲氨蝶呤大剂量应用可引起肾脏损害，常规给予水化和碱化尿液，并使用 5-甲酰基-四氢叶酸或羧肽，可减轻肾毒性。

（四）化疗饮食指导

营养支持对改善患者身体状况、保障化疗顺利完成、促进康复起基础保障作用，应做好饮食指导，根据患者的饮食喜好，制订科学合理的饮食方案。原则是：清淡易消化饮食，高蛋白、高热量、高维生素饮食，恢复造血功能、提高免疫力的饮食，少食多餐，多喝水，不饮酒。禁吃酸渍、霉变、烧烤、烟熏、油腻、生冷食品以及含色素、香精的食物。

（五）心理护理

乳腺癌化疗患者往往存在焦虑、悲观、绝望的心理状态。作为护理人员，要了解患者的不同心理，主动与患者沟通，勤巡视、多交谈，做好心理护理。

1. 环境支持　绝大多数乳腺癌化疗患者均存在不同程度的抑郁症状，因此，要为其营造温馨舒适、安静优雅、温度适宜的病房环境，保持室内空气流通、光线充足，使患者在轻松、愉快的氛围中积极配合治疗。

2. 信息与专业技术支持　护士应热情诚恳地与患者沟通，耐心讲解化疗的方法及疗效、化疗药物的作用机制及不良反应等治疗信息，使患者树立信心。操作时，护士应用严谨认真的工作态度、熟练的护理操作技术，使患者获得安全感。

3. 情感支持与心理疏导

（1）护士对患者要沉稳大方、认真负责、主动沟通、耐心倾听、鼓励关怀，建立良好的护患关系。通过交谈掌握患者的心理变化，观察患者情绪变化。患者出现负性情绪时，鼓励患者宣泄情绪、抒发苦闷，并及时给予心理疏导，必要时请心理医生与患者沟通，为患者提供良好的心理支持。

（2）护士利用晨、晚间护理及各种治疗、护理机会，及时了解患者的心理波动状况，鼓励患者接纳、正视疾病，介绍正面例子，帮助患者树立信心。

（3）充分发挥家属-社会支持作用。向患者家属讲解化疗相关知识，鼓励家人和亲友陪伴照顾患者，配合医护人员做好患者的心理疏导，减轻其心理压力。开展病友联谊会、讲解成功案例，邀请治愈患者现身说法，提高患者治疗信心。

4. 心理干预方法

（1）由主管医生、心理医生、心理健康教育护士、社会工作者团队提供心理教育干预，措施包括开展心理健康讲座、发放心理健康知识手册、面对面心理教育、电话或网络在线心理教育支持等。

（2）团体教育，开展患者小组教育会，分理论分析、分享感受和讨论、放松练习三部分，让患者在获取心理健康知识、倾听他人经验介绍和与人沟通中学习，改变认知和行为。

（3）其他认知行为疗法、音乐疗法、冥想疗法、芳香疗法、生物反馈疗法、正念减压疗法等。

（六）健康教育

1. 疾病预防指导　避免接触致癌因素，保持心情舒畅，定期查血象，按时回院复查治疗。

2. 疾病知识指导　指导患者饮食宜选择富含高蛋白、高热量、高维生素，清淡易消化少渣软食，避免辛辣刺激，防止口腔黏膜损伤。多饮水，多食蔬菜水果，保持大便通畅。保证充足的休息和睡眠，适当加强健身活动，如散步、打太极拳、练剑等，以提高机体的抵抗力。避免损伤皮肤，沐浴时水温以 37～40℃为宜，以防水温过高引起血管扩张，导致皮肤出血。

3. 用药指导　嘱患者坚持定期巩固强化治疗，以延长患者的生存期。

4. 预防感染和出血指导　注意保暖，避免受凉；讲究个人卫生，少去人群拥挤的地方；经常检查口腔咽部有无感染，学会自测体温。勿用牙签剔牙，刷牙用软毛刷，避免创伤。定期门诊复查血象，发现出血、发热及骨、关节疼痛应及时就医。

5. 指导患者功能锻炼　勿在患侧上肢输液或测血压。按时服药。

6. 留置 PICC 导管和输液港患者指导　留置 PICC 导管和输液港患者在院外休养期间，如置管侧肢体有不适应，应及时和主管护士联系。指导留置 PICC 导管患者管侧肢体避免用力，保持局部皮肤清洁，每周来院换药和冲洗导管 1～2 次，避免大幅度运动，如敷贴卷边、弄脏或有潮湿、脱落要及时来院处理。留置输液港患者每四周回院进行导管维护一次。

第四节　乳腺癌患者放射治疗的护理

放射治疗是乳腺癌综合治疗的重要组成部分，而护理在放疗过程中亦尤为重要，关系着患者的放疗不良反应和治疗疗效，因此做好乳腺癌放射治疗患者的护理非常重要。

一、护 理 评 估

（一）放疗前评估

1. 健康史　包括饮食史、既往史、手术史、家族史、生活史和其他与疾病相关的因素。①一般情况包括年龄、性别、婚姻和职业；患者的月经史、孕育史、哺乳情况、生活环境等。②病因和诱因：有无吸烟、长期饮酒，有无不良的饮食习惯或与职业因素有关的接触与暴露史，家族中有无乳腺癌家族史，有无经历重大精神刺激、情绪波动或抑郁。③发病情况：发现疾病时的症状、时间及治疗经过。④既往史：询问有无手术治疗史、化疗史，其他部位肿瘤病史或有无其他系统伴随疾病，有无用（服）药史、过敏史。

2. 身体状况　①局部：患者术后伤口恢复、患者功能锻炼及心理变化等情况。患肢有无发生淋巴水肿。未手术患者肿块的部位、大小、形状、软硬度、表面温度、界限及活动度。有无疼痛，疼痛的性质与程度。肿瘤有无坏死、溃疡、出血、异味等继发症状。②全身：患者手术方式、淋巴结清扫情况，肿瘤的临床分期及预后，有无癌症远处转移的征象，如锁骨上、腋窝淋巴结和其他部位有无肿大淋巴结，淋巴结的位置、大小、数目、质地及活动性；有无肺、骨和肝转移的征象。全身的营养状况以及心、肺、肝、肾等重要器官的功能状态。③其他：患者有无携带导管，如携带导管，评估导管情况及患者对导管相关知识知晓情况。

3. 心理-社会状况　①认知程度：肿瘤患者对疾病诱因、常见症状、治疗方法、放疗过程、预后及康复知识的认知及配合程度。②心理反应：评估患者的心理状况，有无焦虑、抑郁等。③社会支持情况：评估家庭对患者放疗的经济承受能力；家属对疾病及治疗方法、预后的认知程度及心理承受能力；家属与患者的关系和态度。

4. 辅助检查　了解患者实验室检查结果，如 B 型超声检查、X 线检查、CT 和 MRI 检查有无占位，是否行放射性核素扫描及其结果等，以评估患者内脏器官功能损害程度，营养状况，心、肺、肾等重要内脏器官功能和患者对放射治疗的耐受情况。

（二）放疗后评估

1. 放疗相关知识的知晓情况，如放疗的频次、照射皮肤保护的方法、功能锻炼等。
2. 评估有无出现放疗不良反应，如急性放射性皮肤损伤（有无色素沉着、破溃、渗液、瘙痒、疼痛等症状）、骨髓抑制（白细胞减少、血小板减少）、胃肠道反应等。
3. 放疗标记线是否清晰。

二、主要护理诊断/问题

1. 焦虑与恐惧　与环境改变及担心疾病预后有关。
2. 知识缺乏：缺乏有关放疗的知识。
3. 潜在并发症：放射性皮肤损伤、感染、放射性食管炎、放射性肺炎、患肢水肿。
4. 营养失调：**低于机体需要量**　与肿瘤等致高分解代谢状态及摄入减少、吸收障碍、放疗导致食欲下降、进食困难等有关。

三、护 理 措 施

（一）放射治疗实施护理

放疗中的护理工作是放疗安全实施的重要保障，通过对患者进行系统全面的宣教可使患者进一步了解放射治疗，患者更容易理解治疗的相关要求，做好充足的心理准备和相关治疗准备，更好地配合放射治疗师的摆位与治疗，从而减少不良反应及突发事件的发生。

1. 放射治疗时间安排　乳腺癌患者首次行放射治疗前，医生须详细告知患者或者家属放疗时间安排，一般常规为周一至周五治疗，每日一次。根据预约候诊时间按时前往相应治疗机构报到，不宜提前太多时间，以免长时间的等待影响患者的心情，产生焦虑情绪，亦不应迟到，影响其他患者的治疗。如有特殊情况，应提前与放射治疗师做好解释工作，以便治疗师做好相关工作安排。此外，告知患者连续放疗对疗效保证的重要性，无特殊情况勿中断治疗。放疗过程中如出现严重并发症，及时与医生联系，由医生根据病情开具暂停放疗的医嘱。

2. 放疗着装要求　放疗着装对于乳腺癌放疗患者来说十分重要。患者受照射靶区最浅部位在体表，贴身内衣的质地、材料、松紧度都可能对患者照射区域皮肤产生影响，使受照皮肤红肿、破损。因此推荐乳腺癌放疗患者穿着宽松、柔软棉质衣服作为内衣，考虑到放疗摆位的要求，衣服应易穿脱；佩戴假发的患者，治疗时要保持与放疗定位时状态一致，一般情况下患者需脱掉假发。

3. 放射治疗前的准备工作　包括身份信息核对及一般状态评估。①身份信息核对：治疗前，放射治疗师需要核对患者的姓名，要求放射治疗师询问患者名字，然后让患者自己说出，这样就构成了"双向核对"确认患者身份信息。对不能进行有效沟通的患者，可由陪同人员进行身份信息核对。②一般状态评估：是指通过与患者沟通，对患者的一般状况进行评估，如评估患者意识状况、自理能力、活动情况、心理状态等。此外还应包括照射部位的评估，如照射野皮肤的状态、治疗的特殊性或复杂性等。

4. 保证放疗精准性　随着肿瘤放疗技术的不断发展，现代放疗已全面步入精准化，放疗实施中的每个环节都关系到放射治疗质量，直接影响放疗的疗效。临床实践中以下几方面需要在放疗实施时严格执行。①放疗体位的重复性，告知患者体位重复性对于精准放疗的重要意义，保证每次放疗时的体位与定位时一致。②放疗时患侧手臂上举高度要大于90°，使照射部位充分暴露，鼓励患者对患侧手臂增加功能锻炼。③乳腺癌术后放疗为了增加皮肤剂量，会在胸壁表面加盖组织补偿物从而达到临床所需要的剂量要求。为了避免组织补偿物与人体皮肤之间间隙给治疗带来负面影响，放疗时务必保证组织补偿物贴紧皮肤，避免治疗过程中掉落。

（二）放射治疗皮肤护理

乳腺在胸大肌的前方，进行放射治疗时皮肤接受射线量相对较高，因此患者会出现不同程度的放射性皮炎，严重者甚至会出现照射区皮肤溃烂，感染风险较高，除影响患者正常治疗外，还严重影响到患者的日常生活，因此做好皮肤护理甚为重要。

1. 治疗前照射野皮肤的评估　进行放射治疗前需对患者皮肤状态进行相关评估，包括评估放射治疗的部位、方式、照射剂量；评估照射野皮肤的完整性，有无伤口、感染，皮温是否正常，有无红、肿、热、痛等症状；对于已行手术治疗者，需评估手术侧肢体功能状况，患肢能否摸到对侧耳朵；评估患侧肢体淋巴回流状况（臂围、有无肿胀及麻木等症状）。

2. 皮肤保护剂的使用方法宣教　临床经验显示，乳腺癌放疗患者在使用皮肤保护剂后较未使用者皮肤反应明显降低，但部分患者因为使用方法不当，未能使皮肤保护剂很好地发挥作用，所以做好皮肤保护剂的使用方法宣教相当重要。正确使用方法如下：医用射线防护喷剂在使用前需配制。将水剂融入粉剂中，随即旋紧喷雾瓶上的喷雾泵，上下振摇数次后，对准放疗照射野内皮肤或黏膜组织进行喷雾。使用时间自放疗开始至结束后一周，开始放疗时一天2次，早晚各1次，放疗1~2周后，视皮肤反应，可增加喷雾次数至3~5次，每次放疗前约15分钟喷雾1次（15分钟内不宜用药），每次放疗结束后15分钟内喷雾2次，放射治疗疗程结束后仍需继续喷雾7天，一天2次，早晚各1次。使用过程中的用量、用法等应遵医嘱。部分患者可使用三乙醇胺乳膏，需注意每次使用前要去除上次未完全吸收的乳膏，且放疗前两小时内禁止使用。如三乙醇胺乳膏与医用射线防护喷剂联合使用，需交替使用，每日2~3次，每次使用间隔时间相等，轻轻按摩促进皮肤吸收。如照射野皮肤发生破溃，破溃区域禁止使用三乙醇胺乳膏。使用软聚硅酮薄膜敷料者，从放疗第一天开始使用至放疗结束。使用方法：清洗照射野皮肤，待干后将贴膜无张力地完全贴合于照射野皮肤表面（根据皮肤的具体情况，透明贴膜可进行修剪）。在贴合良好的情况下每周更换一次，如有卷边及时修剪。

3. 体表标记线的保护方法　体表标记线是放射治疗实施过程中重要的操作依据，要充分告知患者其意义及重要性，提高患者保护标记线的意识。体表标记线在放疗期间需保持清晰，嘱患者如发现模糊及时请医生或治疗师在治疗体位勾画，忌自行或请护士勾画，洗澡时忌用力搓擦标记线所在位置皮肤，防止标记线模糊或脱落，如发现标记线完全消失，及时告知医生重新定位勾画。

4. 放疗皮肤反应的护理措施　因为放射治疗区域皮肤相对脆弱，推荐患者穿宽大棉质内衣，避免粗糙衣物的摩擦，内衣忌带钢圈，日常生活中患者尽量保持患侧手叉腰动作，以保持腋窝处皮肤透气干爽，避免抓挠皮肤，告知患者要保持照射野皮肤清洁、干燥，局部出汗时可用温水或软毛巾轻拭，勿用力揉搓，避免使用刺激性化学用品。

（三）放射治疗心理护理

由于乳腺在体现女性特征方面的特殊作用，乳腺癌患者在失去乳腺后通常较其他疾病更容易出现心理问题，而心情低落会引起食欲下降、睡眠质量降低，继而引起机体免疫力下降，放疗副反应加重，甚至影响放疗的正常进行。因此，要做好患者的心理护理，帮助患者保持良好的心态，使其积极配合治疗，以保证放疗计划顺利完成。

通过使用广泛性焦虑量表、SAS焦虑自评量表、女性性功能量表等对乳腺癌患者进行心理评估后发现，乳腺癌患者常见的心理问题有：①焦虑，患者治疗结束后，会担心疾病复发或其他后遗症。一般心理特征中的负性情绪会贯穿疾病的全过程，也会延续到放疗结束后。②自卑，乳腺癌放疗后患者在社交方面常有自卑表现，患者在接受了乳腺切除术后认为自己失去了女性的魅力，自我价值感降低。表现在对自己的身体感到羞愧，回避社交往来，不愿出门，认为大家用异样的歧视眼光看自己，更加深了自卑情绪。③性生活障碍，乳房是女性第二性征，在性生活中起着重要作用。许多乳腺癌根治术后放疗的患者，不仅失去了乳房，还因放疗引起照射野皮肤损伤，在性生活方面她们会表现出胆怯、疏远，更有严重者认为配偶与自己有性行为是对自己的怜悯，因而拒绝性生活。针对乳腺癌放疗患者常见的心理问题，心理护理主要有以下内容。

1. 消除患者焦虑情绪　放疗前向患者及家属介绍放疗相关知识、可能出现的不良反应及注意事项，同时对患者的负性情绪进行针对性的疏导。在日常工作中要耐心倾听患者主诉，引导患者说出心中郁结，这对于消除患者焦虑情绪有促进作用。条件允许的情况下，护理人员可在病房内播放轻松、舒缓的音乐，使患者处于身心松弛状态。同时，护理人员应尽量满足患者对健康信息方面的需求，可通过书籍、图片等资料向患者讲解疾病的相关知识。此外，促进病友之间良好的人际关系也有助于消除患者焦虑情绪，使患者在轻松乐观的环境中接受治疗。治疗结束后，为出院患者建立癌症患者联系卡，嘱其定期到医院复查登记，进行相应的健康指导，帮助患者在出院后尽快适应自己形象的改变，回归家庭与社会。

2. 纠正自卑心理　放疗后照射野皮肤损伤及术后乳房缺如引起的外形改变会使患者产生强烈的情绪反应，护士首先应给予理解，引导她们乐观面对形体上的缺陷，告知放射皮肤损伤是可逆的，向患者讲解放射性皮肤损伤的相关知识，并根据患者放射皮肤损伤情况给予有效的护理措施。其次要让患者知晓放疗完成后，待照射野皮肤恢复正常，可选择乳房重建术或佩戴义乳等方式来弥补外形的缺陷。与此同时，要积极争取家属的支持与配合，尤其是配偶的关爱会使患者感到家庭的温暖，从而振奋精神，有效减轻患者的自卑心理。除此之外，乳腺癌康复组织可有效帮助患者重建信心，应鼓励患者积极加入。

3. 缓解悲观失望心理　缓解患者悲观失望心理最有效的办法是向患者普及预后相关的信息。例如，乳腺癌是癌症中治疗效果最好的疾病之一，绝大多数患者生命期较长，特别是一些早期乳腺癌，5 年治愈率可达 90%以上，并且通过规范治疗可重返工作岗位。日常工作中，积极安排乳腺癌患者之间的交谈，增强战胜疾病的信心。此外，采取正念减压训练也可改善患者不良心态，正念减压训练是以"正念"为核心概念建立的一种用于压力管理的心理治疗方法，目的是使患者活在当下，释放自我，重塑心灵，原理是通过心理训练，使患者学会体验肌肉紧张与松弛的感觉，并强化机体的免疫功能。正念放松训练和正念认知训练对癌症患者的情绪改善有多方面的效果，包括焦虑、紧张感的降低，愤怒、敌意的减少，抑郁的缓解，乏力的改善等。训练方法：①让患者处于舒适体位（坐位或卧位），指导患者放松，做深而慢的呼吸，深吸气后屏息数秒时间，然后缓缓呼气，同时放松全身；②指导者用缓慢语调令患者逐一收紧、放松身体各处的大肌群。顺序为：手部—前臂—头颈部—肩部—胸部—背部—腹部—大腿—小腿—脚部。

我们在关注乳腺癌患者心理的同时，不能忽视其配偶的心理问题。有研究统计，乳腺癌患者配偶的焦虑与抑郁程度高于患者本人。护理人员应给予患者配偶心理上的支持。通过言语抚慰增进夫妻情感互动、鼓励其参与健康教育活动等，促进维持和谐的伴侣关系。

（四）并发症护理

1. 放射性皮炎的预防及护理　①穿宽大棉质内衣，避免粗糙衣物摩擦。②保持腋窝处透气干爽，保持患侧手叉腰的动作，卧位时宜将患肢上举置于头顶，使腋窝处尽量敞开，局部皮肤避免物理化学刺激，如吹风、日晒、瘙痒、洗护用品刺激等。③保持照射野皮肤清洁、干燥，局部出汗时可用温水或软毛巾轻拭，勿用力揉搓。④指导患者剪短指甲，若照射野皮肤出现干性脱皮时，应待其自然脱落，勿用手撕脱。⑤告知使用皮肤保护剂的重要性，协助患者每日多次使用，告知注意事项。⑥照射野皮肤若有破溃，应在放疗前先换药，清除伤口表面分泌物，以改善局部症状，提高放射敏感性。

2. 感染的预防　①监测患者有无感染症状和体征,每周监查血常规一次,白细胞、血小板低于正常值时遵医嘱予升白细胞、血小板治疗。②白细胞低于 $1.0 \times 10^9/L$ 时,遵医嘱暂停放疗,做好保护性隔离,严格执行无菌操作,防止交叉感染,指导并督促患者注意个人卫生,如口腔清洁等,外出时应注意保暖,防止急性上呼吸道感染诱发肺部感染。③鼓励患者多进食,增加营养,提高免疫力。

3. 放射性食管炎的护理　①患者可出现放射性食管黏膜充血、水肿,护理人员应做好解释工作,告知患者此反应多为一过性,督促患者每次进食后饮少量温开水,进食时保持坐立的姿势,进食流质或半流质食物,避免粗、硬、辛辣刺激食物,忌食过热的食物,宜少量多餐,慢速进食。②疼痛严重时,遵医嘱含漱利多卡因,或使用镇痛剂。注意口腔卫生,养成早晚刷牙的习惯。

4. 放射性肺炎的护理　①患者出现咳嗽、咳痰、发热、胸闷、气短等,指导其卧床休息,遵医嘱使用抗菌素、激素及镇静止咳治疗,必要时给予低流量吸氧。②指导患者多饮水,如痰液不易咳出,给予化痰药或雾化吸入,注意保暖、休息,预防急性上呼吸道感染。

5. 患肢水肿护理　①避免上肢血流过快:避免患侧上肢高温,如热水浸泡、日光暴晒、桑拿浴等。②避免淋巴回流阻力增加:忌穿戴过紧的衣服、项链和吊带胸罩等,以免压迫锁骨上区。③预防感染:避免在患侧上肢进行药物注射、抽血、免疫接种以及血压测量。避免手提重物,避免患肢长时间下垂、昆虫叮咬,预防皮肤损伤,一旦出现损伤,立即处理。④按摩:是目前治疗淋巴水肿最重要的手段,选择有经验的按摩师进行。⑤鼓励患者做一些力所能及的事情。⑥压力手套:遵医嘱使用。

四、健 康 教 育

健康教育作为整体护理的重要内容之一,对乳腺癌放疗患者病情康复具有很大的促进作用,做好全面系统的健康教育必不可少。

1. 作息、饮食　指导患者规律作息,确保充足睡眠,养成良好的生活、卫生习惯,提高抵抗病菌的能力。建议患者每周至少晒两次太阳,每次 $30 \sim 60$ 分钟,因接受紫外线照射,皮肤合成更多的维生素 D,可促进钙质在骨髓中沉积,预防骨质疏松。另外,指导患者建立合理的饮食结构,钙和维生素 D 可预防和治疗骨质疏松症,所以要多食用牛奶、奶制品、大豆、豆制品、虾皮等含钙和维生素 D 丰富的食物(钙质摄入要适度,1200mg/d,以食物补钙为主),食物以清淡、高热量、富含维生素、无刺激、低脂肪为主,多摄入新鲜水果蔬菜,维持体重稳定。

2. 运动、兴趣爱好指导　制订科学、个性化运动方案,选择适宜的有氧运动,如快走、慢跑、有氧健身操、游泳、打太极拳、散步等,可有效提高心率,增加肺活量,改善心肺功能,还可以防止钙流失,提高骨弹性。建议每周锻炼不少于 2 次,每次 20 分钟,以不疲劳为主;此外,建议患者多培养兴趣爱好,转移注意力,促进患者病情康复。

3. 功能锻炼　乳腺癌术后因局部瘢痕粘连,淋巴回流不畅,经常会发生患侧上肢功能障碍,术后及时合理的功能锻炼可促进上肢功能恢复。功能锻炼包括以下几种活动。①肩部活动:锻炼抬高患侧上肢,将患侧的肘关节屈曲抬高,手掌置于对侧肩部。②爬墙运动：手指沿墙壁向上伸，以术前记录高度为目标。每天做好记录，并告诉患者每次尽量向上伸。伸至一定高度时，停留 3～5 秒，再慢慢放下。直至患侧手指能高举过头、自行梳理头发。③上肢旋转运动：先将上肢自然下垂，五指伸直并拢，自身体前方逐渐抬高患肢至最高点，再从身体外侧逐渐恢复原位。注意上肢高举时要尽量伸直，避免弯曲，动作应连贯，也可以从反方向进行锻炼。④上肢后伸运动：患者上肢自然下垂，用力向后面摆动上肢，再恢复原位，反复进行。摆动过程中患者应保持抬头挺胸。⑤拉绳运动：患者双手握住系在头部以上高度的杆子或挂钩上绳子的两端，双手轮流拉动两边绳端，使一边手臂抬高，患侧手臂抬高到被牵拉或疼痛为止，逐渐缩短绳子，直到患侧手臂抬高至额头。若患者对常规锻炼感到厌倦，可做八段锦、太极拳等运动，每天锻炼的次数和时间都应逐渐增加，避免运动过度，以第二天不感到劳累为宜。两侧手臂同时做或者依次做康复操，以维持相同的肌肉弹性，使动作更加协调。

4. 健侧乳房自检　每月自查乳房一次，年轻者在月经干净后 5～7 日进行，绝经后妇女宜在每月固定时间自查。方法：坐位或直立位，健侧上肢自然下垂，对侧手平触乳房，检查有无肿块，检查乳头处有无溢液，乳头是否有凹陷。

5. 定期复查　放疗结束后最初 3 年内至少每 3 个月随访一次，继之每半年复查一次，5 年后每年复查一次。随访可早期发现复发或转移征象。

第五节　乳腺癌患者内分泌治疗的护理

乳腺癌的分子分型是指导乳腺癌个体化治疗的重要依据。辅助内分泌治疗对雌激素受体（estrogen receptor，ER）和（或）孕激素受体（progesterone receptor，PR）阳性的乳腺癌患者至关重要。根据国内大样本研究结果总结，我国女性乳腺癌中 luminal 型（ER 或 PR 阳性）占 60%～70%，HER2 阳性型占 25%～30%，三阴型占 15%～20%。原发性浸润性乳腺癌患者需要检测 ER 和 PR 状态。无论患者年龄大小、是否有淋巴结转移或是否使用辅助化疗，ER 或 PR 阳性浸润性乳腺癌患者都应当考虑内分泌治疗。其中，激素受体阳性（ER 阳性、PR 阳性）的乳腺癌患者辅助内分泌治疗（AET）应用最广泛，复发风险显著降低；2014 年，美国临床肿瘤学会（ASCO）指南建议在高危女性的乳腺癌治疗中，将 AET 延长至 10 年。乳腺癌内分泌治疗已有 100 余年历史，是乳腺癌主要治疗手段之一，内分泌药物治疗具有不良反应小，有效期长，治疗期间患者生存质量较高等特点，可作为术前新辅助治疗、术后辅助治疗，也可以用于复发转移后的解救治疗、维持治疗，以及乳腺癌高危人群的化学预防。内分泌治疗在肿瘤的综合治疗中占有重要地位，尤其是对激素依赖性肿瘤的效果较好。

一、内分泌治疗概述

（一）药物使用的适应证

1. 辅助内分泌治疗适应证

（1）激素受体 ER 和（或）PR 阳性的浸润性乳腺癌患者，皆应接受术后辅助内分泌治疗。依据最新 ASCO 指南，尽管 ER 免疫组织化学染色为 1%～100%的肿瘤皆被视为 ER 阳性，但 ER 免疫组织化学染色为 1%～10%为 ER 低表达。ER 低表达的生物学行为通常与 ER 阴性乳腺癌相似，在术后辅助内分泌中的获益较少，在做治疗决策时也应当考虑到这一点。

（2）原位癌患者如出现以下情况可考虑行 5 年内分泌治疗：①保乳手术后需要放疗患者，特别是其中激素受体阳性的 DCIS；②仅行局部切除 DCIS 患者；③行乳腺全切患者，用于预防对侧乳腺癌发生。

2. 晚期乳腺癌首选内分泌治疗的适应证　①患者年龄大于 35 岁；②无病生存期大于 2 年（联合部分靶向药物时可适当突破该界限）；③仅有骨和软组织转移；④无症状的内脏转移；⑤ER 和（或）PR 阳性；⑥受体不明或受体为阴性的患者，如临床病程发展缓慢，也可以试用内分泌治疗。

（二）药物作用机制

乳腺癌大部分是激素依赖性肿瘤，体内雌激素水平病理性上升是刺激乳腺癌细胞增生的主要因素（图 6-1）。乳腺癌内分泌治疗以抑制或干扰雌激素及其受体的作用为目的，通过抑制肿瘤增殖生长从而延长患者的肿瘤缓解时间，提高生活质量。内分泌药物能改变肿瘤生长所需的内分泌微环境，使肿瘤细胞的增殖停滞于 G_0/G_1 期，抑制肿瘤的生长。

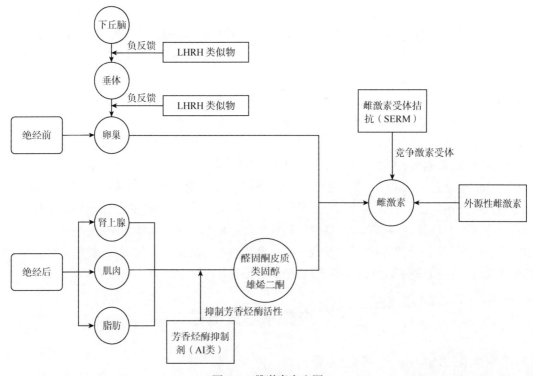

图 6-1　雌激素产生图

（三）常用内分泌治疗药物

经过几十年的发展，内分泌治疗药物逐渐增多，主要分为雌激素受体调节剂、芳香化酶抑制剂（AIs）、雌激素受体下调剂、促黄体生成素释放激素类似物、孕激素类药物等。其中抗雌激素和 AIs 在乳腺癌内分泌治疗中占有主导地位。近年来，新型的内分泌靶向治疗药物在临床应用越来越广泛，此类药物通常联合内分泌药物使用，增加内分泌治疗的效果，逆转内分泌治疗耐药性。

1. 选择性雌激素受体调节剂

（1）雌激素衍生物：他莫昔芬，又称三苯氧胺。

1）作用机制：本药为雌激素的衍生物，结构与雌激素相似，能和雌激素竞争结合雌激素受体。本药与 ER 结合发挥抗雌激素作用，阻断雌激素相关基因的表达，使癌细胞维持在 G_1 期，从而抑制癌细胞分裂和生长。

2）适应证：所有绝经前或绝经后激素受体阳性的乳腺癌。

3）不良反应：乏力、颜面潮红、皮疹、阴道干燥、流血，少见的不良反应有食欲下降、恶心、腹泻、出汗、体重增加、静脉血栓等。

（2）雌激素衍生物：托瑞米芬。

1）作用机制：本药与他莫昔芬有相似的作用，能提高血浆高密度脂蛋白。

2）适应证：合并有高血脂、高血压、心血管病变的乳腺癌患者，尤其是绝经后患者。

3）不良反应：最常见的不良反应为面部潮红、多汗，其他不良反应为恶心、呕吐、子宫出血、白带、皮疹、瘙痒、头晕、抑郁、疲劳、水肿。

2. 雌激素受体下调剂——氟维司群

（1）作用机制：本药是一种新型甾体类雌激素受体拮抗剂，与 ER 有较高的亲和力，还能抑制芳香化酶的作用。

（2）适应证：用作抗雌激素疗法治疗无效、病情进展或激素受体阳性的绝经后晚期乳腺癌的一线内分泌治疗，对于他莫昔芬耐药的乳腺癌患者有效。

（3）不良反应：注射部位反应、虚弱无力，肝酶（ALT、AST、ALP）升高，恶心、呕吐、腹泻，头痛、潮热、厌食、皮疹、泌尿道感染、过敏反应。

3. 芳香化酶抑制剂（AIs）

甾体类 AIs：依西美坦（阿诺新）。非甾体类 AIs：阿那曲唑（瑞宁得）、来曲唑（弗隆）。

（1）作用机制：绝经前，体内雌激素主要由卵巢直接合成，部分由脂肪、肌肉、皮肤合成；绝经后，主要由外周组织中芳香化酶把肾上腺合成、释放的雄激素转化为雌激素。芳香化酶是雌激素合成通路中最后一个关键酶，能把雄烯二酮和睾酮转化为雌酮和雌二醇。芳香化酶抑制剂能有效抑制芳香化酶对雄激素的转化作用，降低雌激素水平。

（2）适应证：绝经后激素受体阳性的乳腺癌。

（3）不良反应

1）依西美坦：潮热，抑郁、头痛、头晕、腕管综合征，腹痛、恶心、呕吐、腹泻、便秘、消化不良，出汗增多、脱发、皮疹，关节和肌肉骨骼痛、骨折、骨质疏松，肝酶升高、血胆红素升高、血碱性磷酸酶升高。

2）阿那曲唑：潮热，恶心、呕吐、腹泻、便秘，头痛、嗜睡、腕管综合征、感觉障碍包括感觉异常、味觉丧失、味觉异常。

3）来曲唑：低雌激素症状，如潮热；代谢和营养失调，如食欲下降、食欲增加、体重增加、高胆固醇血症；消化系统不良反应，如恶心、呕吐、消化不良、腹泻、便秘、肝功能异常；精神神经系统不良反应，如抑郁、头痛、头晕；皮肤及皮下组织不良反应，如脱发、多汗、红斑、斑丘疹、银屑病；肌肉及结缔组织不良反应，如关节痛、肌痛、骨痛、骨质疏松、骨折；血管系统不良反应，如高血压、血栓栓塞；全身反应，如疲劳、外周水肿。

4. 促性腺素释放素（LHRH）类似物——戈舍瑞林（诺雷德）

（1）作用机制：通过负反馈作用下丘脑，抑制下丘脑产生促性腺激素释放激素（LHRH，又称促黄体生成素释放素，GnRH）；同时还能竞争性地与垂体细胞膜上的 GnRH 受体或 LHRH 受体结合，阻止垂体产生卵泡刺激素（FSH）和黄体生成素（LH），从而减少卵巢分泌雌激素。

（2）适应证：常用于绝经前乳腺癌患者的治疗。可以代替卵巢切除术，治疗绝经前复发转移乳腺癌。

（3）不良反应：注射部位轻度淤血；关节痛；感觉异常；皮疹；低雌激素症状如潮红、多汗、性欲下降；头痛、情绪变化；阴道干燥出血，乳房变化。

5. 雌激素拮抗剂——孕酮类药物　　常用的有甲地孕酮（宜利治）和甲孕酮（倍恩）。

（1）作用机制：拮抗雌激素；抑制垂体前叶分泌的催乳素；促进蛋白质合成、改善食欲，适用于晚期特别是有恶液质的患者。

（2）适应证：一般来说，绝经年限越长疗效越好。本药常作为二线内分泌治疗药物，一般认为可达到与他莫昔芬等效，但不良反应较多，临床上主要作为进行性及复发、转移性乳腺癌的治疗用药，主要用于改善食欲、增加体重、保护骨髓功能和提高化疗耐受性等。

（3）不良反应：体重增加，血栓栓塞，偶见恶心、呕吐、水肿和子宫突发性出血。

6. 新型内分泌靶向药物　　近年来，阻断 ER 和（或）PR 阳性的乳腺癌患者性激素引起的生长刺激是重要的乳腺癌治疗途径。随着内分泌药物的使用，耐药现象不断增多，一线内分泌药物在长期使用后会产生耐药。一个重要的耐药机制就是信号通路的旁路激活引起的药物失效，PI3K-AKT-mTOR 是重要的旁路信号之一，对于研究内分泌药物耐药机制、寻找新药有重要意义。比如目前推荐用于晚期乳腺癌的一线内分泌靶向药物，首选的主要是作用于细胞周期的 CDK4/6 抑制剂，包括帕博西尼、瑞博西林以及玻玛西林；以及逆转内分泌耐药的靶向药物 mTOR 抑制剂依维莫司；基于 ACE 研究的中国创新靶向药组蛋白去乙酰化酶抑制剂（HDAC）西达本胺等。这类靶向药物的不良反应为血小板减少、中性粒细胞减少、上呼吸道感染、疲乏、贫血、腹泻、口腔炎等，但总体不良反应低于化疗，相对可控。

（1）CDK4/6 抑制剂：细胞周期依赖性激酶（cyclin-dependent kinases，CDKs）是丝氨酸-苏氨酸激酶的一个大家族，在调节细胞周期前抑制中起着重要作用。CDK4/6 是对细胞生长非常重要的激酶。CDK4/6 抑制剂是针对 CDK4 和 CDK6 两个蛋白的靶向药物。CDK4/6 的代表药物是帕博西尼。帕博西尼的临床前研究表明，其有能力优先抑制 ER 阳性乳腺癌细胞的生长，与抗雌激素协同作用，逆转内分泌耐药性。临床上常用帕博西尼与 AIs 或氟维司群联合，治疗绝经后 ER 阳性、HER2 阴性进展期转移性乳腺癌。

（2）mTOR 抑制剂：依维莫司是第一代 mTOR 抑制剂，与细胞内受体 FKBP12 结合的亲和力高。依维莫司-FKBP12 复合物与 mTOR 相互作用可以抑制下游信号传导。临床上常与依西美坦联合使用，用于治疗绝经后激素受体阳性、HER2 阴性、逆转使用来曲唑或阿那曲唑失败的进展性乳腺癌患者。

（3）PI3K 抑制剂：*PIK3CA* 基因是 HR^+/$HER2^-$ 乳腺癌患者中最常见的突变基因，大约 40% 的 HR^+/$HER2^-$ 乳腺癌患者携带 *PIK3CA* 突变。研究证实，PI3K-AKT-mTOR 信号通路在细胞的生长、分化、凋亡等方面都发挥着重要作用。当人体中该信号通路被异常激活时，往往会导致癌症的发生。乳腺癌 PI3K 通路的激活主要与对内分泌治疗的抵抗、疾病进展和预后不良有关。现已研发的 PI3K 抑制剂是 Alpelisib，尚处于临床研究阶段。

（4）HDAC 抑制剂：组蛋白去乙酰化酶抑制剂（histone deacetylase inhibitor，HDACI）可以表观调控细胞增殖和分化以及免疫监视。HDAC 抑制剂类药物有西达本胺。

二、用药不良反应的护理

（一）护理评估

1. 健康史

（1）一般情况：一般情况包括年龄、性别、婚姻、身高、体重、饮食习惯、生活环境等。需要对患者的体重指数 BMI 进行评估，了解患者是否存在肥胖。询问患者的饮食习惯，是否长期服用雌激素含量较高的食物，例如燕窝、蜂王浆、雪蛤等。

（2）既往史：既往史包括患者的月经史、婚育史、哺乳史、乳房手术或其他手术外伤史等。在妊娠或哺乳期间不应使用内分泌治疗药物。

对于绝经期前的妇女，在开始内分泌治疗前必须排除妊娠，并且在治疗期间应采取有效的非激素避孕措施。另外，患者是否处于绝经的状态会影响内分泌药物的选择，因此，在使用内分泌治疗药物之前，要评估患者的月经状态。根据中国抗癌协会《乳腺癌诊治指南与规范（2019 年版）》，绝经一般是指月经永久性终止，提示卵巢合成的雌激素持续性减少；满足以下任意一条者，都可认为达到绝经状态，包括：①双侧卵巢切除术后；②年龄大于等于 60 岁；③年龄小于 60 岁，自然停经大于等于 12 个月，在近 1 年未接受化疗、他莫昔芬、托瑞米芬或卵巢去势的情况下，卵泡刺激素和雌二醇水平在绝经后范围；④年龄小于 60 岁，正在服用他莫昔芬、托瑞米芬的患者，FSH 和雌二醇水平在绝经后范围。

（3）骨骼和骨代谢的评估：骨密度（bone mineral density，BMD）检测是评价绝经后乳腺癌患者骨丢失和骨质疏松的主要指标，世界卫生组织（WHO）将骨质疏松症定义为 BMD 低于健康年轻女性平均 BMD 水平的 2.5 个标准差以上（即 T 值≤–2.5）；骨丢失（骨质减少）定义为 BMD 低于健康年轻女性平均 BMD 水平的 1.0～2.5 个标准差（即–2.5<T

值<-1.0）。WHO 推荐使用双能 X 线吸收法（dualenergy X-ray absorptiometry，DXA）检测 BMD。DXA 是一种重要的具有代表性的骨质测量方法，作为一种无创诊断技术，已经被广泛用于骨质疏松的诊断。欧洲肿瘤内科学会指南指出，女性乳腺癌患者骨折的危险因素包括：①芳香化酶抑制剂治疗；②BMD T 值<-1.5；③年龄>65 岁；④体重指数（BMI）<20kg/m^2；⑤髋骨骨折家族史；⑥>50 岁有脆性骨折史；⑦口服糖皮质激素>6 个月；⑦吸烟（目前吸烟和有吸烟史）。结合 BMD 综合临床因素（如骨折风险因子评估工具）、危险因素综合评估患者骨骼情况以及骨折风险。

（4）家族史：了解家族中有无罹患乳腺癌或其他恶性肿瘤的患者。

2. 身体状况　评估乳房肿块的情况，包括部位、质地、活动度、疼痛等情况；有无肿物破溃、乳头溢血溢液、乳头内陷、乳房橘皮征等乳房外形改变；腋窝等部位是否有转移。

3. 心理-社会状况　了解患者对疾病的认识情况、经济情况、家庭和社会支持情况、心理对疾病的接受程度等。

4. 辅助检查　了解各项生化指标、血常规、肿物穿刺免疫组化、患者性激素测定、他莫昔芬药物代谢基因检测等。

（二）主要护理诊断/问题

1. 焦虑　与雌激素水平下降，自主神经紊乱有关。

2. 疼痛　与骨密度降低导致骨痛有关。

3. 自我形象紊乱　与内分泌治疗围绝经状态有关。

4. 社交孤立　与健康状况改变、缺乏社会家庭支持有关。

三、护 理 措 施

尽管乳腺癌内分泌治疗药物的机制各不相同，但最终的目的均是降低雌激素水平。这一过程会干扰人体正常的内分泌功能，导致一系列精神及躯体表现，如自主神经功能紊乱、生殖系统萎缩等，还可能出现一系列生理和心理方面的变化，如焦虑、抑郁和睡眠障碍等。他莫昔芬与 AIs 的作用机理及不良反应不同，但均能出现类似的因雌激素水平降低所致的内分泌、躯体和心理变化引起的一系列症状。他莫昔芬在一定程度上还使会子宫内膜癌的发生率增高。在使用他莫昔芬过程中，若出现阴道流血等症状，需要进行 B 超检查，并咨询专科医生。在应用内分泌类药物治疗时应注意以下问题。

1. 萎缩性阴道炎　内分泌治疗的患者可能患有萎缩性阴道炎。萎缩性阴道炎的症状包括阴道干燥，性交困难，生殖器皮肤刺激，瘙痒，烧灼感，白带和酸痛。萎缩性阴道炎会破坏性活动，并导致诸如阴道渗透性疼痛，润滑性降低以及性活动引起的疼痛恐惧等问题。年轻乳腺癌患者（小于或等于 40 岁）过早绝经并伴有相关症状，会对性生活和亲密关系相关的生活质量产生深远的负面影响，同时也影响患者对内分泌治疗的依从性。

2. 子宫肌层病变　内分泌治疗可引起多种子宫疾病，包括良性疾病和（或）恶性疾病，如子宫体积增大、子宫腺肌病、子宫肌瘤等。绝经后妇女患子宫内膜腺癌的风险增加 2～3

倍，主要与治疗的剂量和时间有关。患者应定期复查彩超。

3. 子宫内膜病变　内分泌治疗的时间可延长至 10 年。患者应密切监测子宫内膜增生或癌症的症状，如阴道出血。绝经后妇女应定期进行子宫内膜监测。

4. 卵巢病变　大多数口服他莫昔芬的乳腺癌患者会出现卵巢囊肿，也与绝经状态有关。

5. 骨健康问题　是乳腺癌内分泌治疗的常见不良反应，主要表现为骨质疏松、骨折和骨痛。骨丢失会导致骨质疏松症和骨折，而骨痛影响生活质量和治疗依从性。内分泌治疗药物在治疗初期就会引发一系列骨骼问题，因此防治关键在于尽早识别可能出现问题的高风险患者。在治疗开始阶段常规监测骨密度和疼痛，谨慎采用治疗干预措施是预防和减少肌肉骨骼后遗症的关键。

疼痛也是骨质疏松的常见症状，大多数患者疼痛出现于疾病的中后期，主要是在骨转换过程中，由骨吸收增加、骨小梁破坏、骨膜下皮质骨破坏、破骨细胞溶骨所致，以夜间痛为主要表现。机械应力造成的微骨折以劳累后疼痛为主要表现。骨骼畸形导致肌肉、韧带受力异常，骨质疏松患者活动时，腰背部肌肉长期处于紧张状态，造成腰背板肌肉疲劳、痉挛而疼痛。严重的低骨量衰竭，长期卧床、制动所致脆性骨折，通常出现在轻微外伤后。在导致骨健康障碍方面，AIs 较他莫昔芬明显（图 6-2）。AIs 相关的骨痛多发生于开始治疗的 3 个月之内，好发于手腕（手）、脚踝（脚）、肘部、膝盖、背脊等部位。

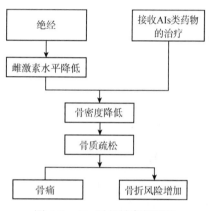

图 6-2　AIs 对骨健康的影响

骨健康最严重的并发症是骨折。骨质疏松引起的骨折多发生在扭转身体、持物、开窗等室内日常活动中，即使没有明显较大的外力作用，亦可发生骨折。骨折多发生在胸、腰椎椎体，桡骨远端及股骨上端。在护理方面，骨健康高危人群要时刻警惕骨折的发生。有研究表明，锻炼可能是一种合适的干预策略，可以减缓骨质流失，在非癌症状态下减轻关节疼痛，并改善乳腺癌的预后，建议患者避免高强度的运动。在饮食方面，建议进食高钙食物（如奶类、豆制品、海产品等）和高维生素 D 食物（如多脂鱼肝脏、蛋类）。

6. 血脂异常　雌激素对人体脂质代谢的有利影响对心血管系统有一定的保护作用，而内分泌治疗的患者雌激素水平下降，使血脂异常发生率明显上升，罹患心血管疾病的风险也增加，这严重影响了患者治疗的依从性及生存质量。治疗血脂异常的主要目的是防治动脉粥样硬化性心血管疾病（ASCVD），有效降低绝经后乳腺癌患者罹患 ASCVD 的风险，进一步改善乳腺癌患者的长期生存状况。

提前人工绝经和自然绝经的乳腺癌患者均需要进行血脂水平的跟踪和管理。根据中国成人血脂异常防治指南推荐，绝经后女性每年检测 1 次空腹血脂，包括总胆固醇（total cholesterol，TC）、甘油三酯（triglyceride，TG）、低密度脂蛋白胆固醇（low density lipoprotein cholesterol，LDL-C）和高密度脂蛋白胆固醇（high density lipoprotein cholesterol，HDL-Ch），正在接受 AIs 治疗的绝经后乳腺癌患者必须密切监测血脂，见表 6-3。临床上应根据绝经后女性 ASCVD 发病风险及血脂异常情况制订治疗目标。

表 6-3　接受 AIs 治疗的乳腺癌患者的血脂监测表

	危险因素	LDL-C 理想值	血脂监测频率
高危患者	ASCVD、糖尿病合并高血压	<1.8mmol/L	6 个月检测 1 次
中危患者	糖尿病、慢性肾病（3 或 4 期）、高血压伴其他疾病	<2.6mmol/L	6~12 个月检查一次
低危患者	无危险因素	<3.4mmol/L	6~12 个月检查一次

血脂代谢异常还可以引起一系列疾病，如血栓性疾病等。有研究显示，非甾体类 AIs（如阿那曲唑和来曲唑）可使患者的 TC 和 LDL-C 升高；而甾体类 AIs（如依西美坦）则可降低 TC 水平，对 LDL-C 无不良影响。有报道称，他莫昔芬在降低 TC 和 LDL-C 水平的同时也会增加静脉血栓和中风的发生风险。因此，有严重心血管疾病的患者要谨慎使用他莫昔芬，既往有血栓性疾病史的患者一般不接受托瑞米芬治疗。AIs 在减少血栓栓塞方面较他莫昔芬显著。

7. 粒细胞减少　粒细胞减少症在 CDK4/6 抑制剂治疗过程中常见，多发生在首剂治疗开始后 15 天内或最初 2 个周期内，是导致减量或停药的主要原因，表现为中性粒细胞、白细胞、血小板减少和贫血。与化疗相比，靶向内分泌治疗引起的中性粒细胞减少可快速逆转，治疗期间应定期监测血常规。

8. 胃肠道反应　部分接受内分泌治疗的患者在治疗期间会出现一系列的胃肠道反应，包括恶心、厌食、呕吐、腹泻、便秘、腹痛等，这些表现一般比较轻微，不需要特殊处理，可自行缓解，建议进食清淡易消化食物，少食多餐。较为严重的胃肠道反应患者，可以给予对症处理。护理上，应该注意腹部的保暖，可用暖水袋热敷腹部。轻度腹泻时，可对症给予蒙脱石散剂、洛哌丁胺、腹可安等，另外，呕吐、腹泻患者可对症治疗，用口服补液盐（oral rehydration salt，ORS）预防和纠正脱水、补充电解质，口服维生素。严重时，应静脉补液维持水和电解质平衡，静脉滴注多种维生素，有低钾血症时还需补钾。还可考虑短期应用糖皮质激素，以减轻中毒症状。

9. 潮热、盗汗　潮热是指出现不明原因的头面部或全身发热，伴出汗、心悸等一系列症状的临床现象，常持续 20~30 分钟，频率不定，严重者常伴失眠。出现潮热的患者饮食宜选择清淡、易消化食物，避免进食辛辣、刺激性食物，少饮酒。指导患者穿棉质透气的衣服，出汗后及时更换衣物，避免着凉。使用风扇、空调，保持环境凉爽舒适。遵医嘱口服谷维素。

内分泌治疗药物所致的烦躁易怒、潮热盗汗、烘热汗出、心悸失眠，在中医辩证中为肝肾阴虚、肾阴亏虚、虚火内扰、心肝火旺、心神不安所致，故治疗主要以调整阴阳为主。常采用六味地黄汤、滋水清肝饮为基础，配合清心火、安心神之品以标本同治。也有研究表明，针灸可以改善患者潮热、盗汗症状。

10. 口腔炎的护理　口腔炎是 mTOR 抑制剂的主要不良反应，临床表现为口腔、唇黏膜或舌黏膜的炎症反应或溃疡，伴局部疼痛或吞咽困难。一般在用药 1 个月内出现，持续时间短，随着治疗时间的延长，口腔炎的发生率并不继续增加。未及时治疗的口腔炎会对患者的整体治疗效果和生活质量产生非常大的影响。为了预防口腔炎发生，应嘱患者保持口腔的清洁卫生，可预防性使用地塞米松漱口水漱口。服药时减少药品与口腔黏膜的直接接触，可用食物包裹药物服用。严重口腔炎伴疼痛患者，可使用利多卡因盐水含漱，金因肽局部涂抹。应重视口腔检查和护理，必要时请口腔科会诊治疗。

11. 氟维司群的注射护理 氟维司群的使用方法为肌肉注射，使用前应 2～8℃避光保存。该药物为 250mg/支，每次注射 500mg，需左、右臀部分别注射。注射前评估注射部位皮肤有无包块、硬结、瘢痕等。患者取坐位或侧卧位，为了避开坐骨神经，建议按十字法或连线法选择臀大肌肌肉注射，如需要在臀部肌肉外上象限注射，应谨慎。注射的速度与注射部位不良反应的发生有直接的影响，操作者应缓慢推注（1～2 分钟/支）。常见注射部位反应为血肿、坐骨神经痛、神经痛与外周神经病变。注射完毕后，待患者休息半小时后再离开，观察是否有过敏反应的发生。

为了防止患者注射后疼痛，形成硬结，操作者可以采取 Z 径路肌内注射法（Z-track method）。注射前以左手示指、中指和无名指使待注射部位皮肤及皮下组织朝同一方向侧移（皮肤侧移 1～2cm），绷紧固定局部皮肤，维持到拔针后，迅速松开左手，注射后侧移皮肤和皮下组织组织复位，使药液可以完全注入肌肉组织内，避免药液外溢及拔针头时药液渗入皮下组织，刺激皮下组织或沾染皮肤，降低组织受刺激的程度。

四、健 康 教 育

（一）用药指导

激素受体呈阳性表达的乳腺癌患者，手术后辅助应用 5～10 年的内分泌药物治疗可以降低复发转移风险，是标准的全身综合治疗策略之一。但内分泌治疗疗程长，患者因缺乏对疾病的认知或害怕药物不良反应等，导致依从性逐年下降，影响内分泌治疗效果，增加疾病复发风险和病死率（表 6-4）。因此，向患者介绍坚持治疗的重要性是用药宣教的重要内容。

要指导患者每天同一时间服药，避免漏服。当多种药物联合使用时，可根据服药情况，为患者制订个性化的用药及复查情况登记表（表 6-5）。及时提醒患者复查时间和复查项目，能有效提高患者服药的依从性。健康教育材料应图文并茂，强调家属全程参与。如果漏服，患者记起时应立即补服。但是如果已临近下一次服药时间，则应跳过这次漏服的剂量，剂量不得加倍。

表 6-4 食物及用药时间对常见内分泌药物的影响

药物	食物的影响	说明书推荐的用法	其他药物（食物）的相互作用
他莫昔芬	食物无影响	餐前餐后服用均可	含有雌激素的药物（食物）可降低本品的药理作用，故不宜与本品合用 抗酸药、西咪替丁、雷尼替丁使肠衣提前分解，对胃有刺激作用
托瑞米芬	食物无影响	餐前餐后服用均可	噻嗪类利尿剂可增加高钙血症风险 苯妥英钠、苯巴比妥和卡马西平可加速托瑞米芬的排泄，使稳态血清浓度下降，出现这种情况时可遵医嘱将每日剂量加倍 与法华林类抗凝血药物有协同作用，引起出血时间显著增加，所以应避免与此类药物同时服用

续表

药物	食物的影响	说明书推荐的用法	其他药物（食物）的相互作用
来曲唑	食物无影响	餐前服用	来曲唑和他莫昔芬合用后，血浆来曲唑水平平均下降38%
阿那曲唑	餐后浓度下降16%	餐前餐后服用均可	含有雌激素的药物（食物）可降低本品的药理作用，故不宜合用 他莫昔芬可能降低本品的药理作用，故不应同本品合用
依西美坦	高脂饮食餐后药时曲线下面积（AUC）上升59% 高脂饮食餐后峰浓度上升39%	餐后服用	含有雌激素的药物（食物）可降低本品的药理作用，故不宜合用
帕博西尼	餐后 AUC 为餐前 1.21 倍 餐后峰浓度为餐前 1.38 倍	餐后服用	

注：AUC 指药时曲线下面积，是药物代谢动力学参数

表 6-5 用药及复查情况登记表（模板）

序号	用药日期	是否用药	药物名称及剂量	复查备注
1	20__年_月_日 __时__分	□是 □否		□血常规 □B 超 □骨密度 □激素水平 □生化 □其他
2	20__年_月_日 __时__分	□是 □否		□血常规 □B 超 □骨密度 □激素水平 □生化 □其他

（二）预防骨折发生

指导患者适当进行户外运动，每日至少 30min 中等强度的运动，如步行、跑步等。要特别注意防止跌倒和身体猛烈撞击，指导患者定期复诊，及时发现和处理骨关节问题，指导患者补充钙和维生素 D，必要时遵医嘱使用双膦酸盐。

临床上常用的双膦酸盐药物是唑来膦酸。唑来膦酸最长可持续使用 5 年，长期使用双膦酸盐有一定的肾毒性，静脉使用双膦酸盐时应定期监测肾功能，肾毒性风险推荐通过血清肌酐水平进行监测，确保患者的血肌酐清除率>30ml/min。若肾功能出现减退，则酌情减少双膦酸盐剂量或暂停药物治疗。老年患者具有更高的骨折风险，对双膦酸盐的需求量更大，但在治疗前要考虑高血压或糖尿病导致的肾损害以及合并用药带来的肾脏负担，此类患者应密切监测肾功能。

在使用双膦酸盐时，还必须关注患者的血清维生素 D 水平，预防低钙血症的发生，因此，使用双膦酸盐时还应保证患者及时补充钙和维生素 D。双膦酸盐相关的下颌骨坏死罕见，绝大多数发生在恶性肿瘤患者长期应用双膦酸盐治疗后，以及存在严重口腔健康问题的患者。因此，在进行静脉注射双膦酸盐前，应行预防性口腔科干预，在使用双膦酸盐治疗期间，应尽可能地避免进行口腔科手术。

（三）饮食指导

乳腺癌内分泌治疗的患者宜进食清淡、易消化食物，避免进食有刺激性的调味品，如

胡椒、芥末、烈性酒等，不吃盐腌、烟熏、火烤和油炸的食物，禁烟酒，避免诱发面部潮红症状。

如果进食量不足、胃口差，可通过及时更换食谱和改变烹调方法促进食欲，可选择体积小但营养密度高的点心。体虚者则可将食物烹煮成半流质（如咸稀饭或面条等），方便进食。如果体重下降明显，或者白蛋白低、营养不良等，建议尽早服用营养支持制剂。饮食定时、定量、少食多餐。进食宜慢，饭后休息一会，避免因饭后立即活动而引起不适。

另外，可以指导患者选择高蛋白质食品，如奶类、瘦肉、鱼、蛋类等。食欲不振、消化不良的患者，可增加健脾开胃食品。多吃维生素 C 含量高的新鲜蔬菜和水果。

对于需要控制血脂的患者，建议增加多种水果、蔬菜摄入，选择全谷物或高纤维食物，每周至少吃两次鱼。另外，还应限制饱和脂肪酸、胆固醇、酒精、盐和糖（包括含糖饮料）的摄入。

（四）定期复查

指导患者定期复查、评估，必要时调整治疗方案。一般两年内每 3 个月复查一次，3～5 年每半年复查一次，5 年后每年复查一次，出现不适及可疑症状应随时复诊。复查内容主要包括乳腺 B 超、钼钯、血生化、肝肾功能、肿瘤指标、激素水平、BMD、腹部妇科 B 超、骨扫描等。

（五）良好的生活方式

定期适当运动可以消除疲劳，医护人员应指导患者进行适量的有氧运动，每周至少坚持 150min 中等强度的有氧运动，如走路、慢跑、骑车、游泳、跳舞等。对于绝经并使用 AIs 内分泌治疗的女性，每周至少进行 2 次肌肉张力锻炼。需减重的女性，建议每天进行 60～90min 中等强度的体力活动。另外，患者在使用 CDK4/6 期间，避免去拥挤的场所，避免接触有感染、咳嗽等症状的人，保持良好的卫生习惯。

（六）性生活与生育指导

适当的性生活有利于患者身心恢复。但内分泌治疗可使部分患者阴道较为干涩，在性生活中可能感到疼痛，导致性欲下降，可指导患者借助润滑剂，不建议使用含有油和脂肪的乳膏，可能引起真菌感染或其他炎症，最佳选择是无味的水性凝胶。另外，内分泌辅助治疗期间应注意避孕。如有生育意愿，须和医生讨论，根据复发风险高低，选择合适时机。内分泌治疗的患者应受孕前 3 个月停止内分泌治疗，直至生育后哺乳结束，再继续内分泌治疗。

另外，在未生育前罹患乳腺癌的年轻患者应科学地进行卵巢功能的保护，在接受乳腺癌治疗的同时，尽可能保留生育功能。临床上应用 GnRH 对卵巢功能保护尤为重要。常用的药物包括达曲普瑞林、亮丙瑞林、戈那瑞林等，此类药物能有效抑制垂体分泌促性腺激素。

第六节　乳腺癌患者靶向治疗的护理

HER2 阳性乳腺癌是乳腺癌分子分型中预后较差的一种。

一、HER2 阳性乳腺癌和 HER2 靶向药物

（一）HER2 阳性乳腺癌概述

HER2 是人类表皮生长因子受体，是一种受体蛋白。HER2 阳性乳腺癌的特点就是癌细胞表面过量表达 HER2 蛋白，通常比普通细胞高几十倍甚至几百倍，这种类型患者比例占乳腺癌整体的 25% 左右。

HER2 存在癌细胞的表面，可以向细胞核传递信号，从而促进癌细胞的增殖。癌细胞越多乳腺癌发展进程就越快，甚至发生转移。

HER2 阳性乳腺癌患者的病情较为凶险，随着各类抗 HER2 的靶向药物的面世，HER2 阳性乳腺癌患者的预后水平已接近 HER2 阴性患者，患者的生存时间大大提高。所有的乳腺癌患者都应进行 HER2 检测以确定 HER2 的状态，确定治疗方案。

（二）HER2 靶向药物

在 20 世纪 80 年代，HER2 蛋白被发现，随着研究的深入，HER2 蛋白在细胞生长调控方面的作用逐渐明晰，靶向药物的研发也逐渐推进。目前全球已上市的针对 HER2 靶点的乳腺癌靶向治疗药物共有六种，包括拉帕替尼、来那替尼、吡咯替尼三种口服小分子抑制剂、三种大分子注射用单抗曲妥珠单抗、帕妥珠单抗和 T-DM1，其中吡咯替尼、拉帕替尼与赫赛汀、帕妥珠单抗已在获批国内上市。其他未在国内上市的靶向药也有研究性使用，故一起列出。

（三）抗 HER2 治疗的大分子单抗靶向药物

1. 曲妥珠单抗（赫赛汀）　目前广泛用于乳腺癌辅助治疗以及晚期乳腺癌解救治疗的靶向治疗药物主要是曲妥珠单抗，商品名为赫赛汀。曲妥珠单抗是一种重组人源化单克隆抗体，特异性地作用于人表皮生长因子受体-2（HER2）的细胞外部位，可抑制 HER2 过度表达的肿瘤细胞的增殖。曲妥珠单抗联合化疗相比单纯的化疗，早期患者的复发风险降低，晚期患者的生命延长。使用曲妥珠单抗治疗乳腺癌时，护理人员应细致观察，尤其对心脏不良反应表现的观察，在整个治疗过程中起着重要的作用。

疗程和剂量的确定：曲妥珠单抗的总量是根据患者的实际体质量计算的，无上限或下限，当患者的体质量变化超过 10%，则要重新计算使用剂量。由于曲妥珠单抗是生物制剂，因此在配制时要严格按照要求，以免影响药效。使用曲妥珠单抗治疗乳腺癌主要有两种疗程和剂量方案，第一种方案为每 3 周注射 1 次，首次剂量为 8mg/kg，静脉输注 90 分钟；第 2 次和以后的维持剂量为 6mg/kg，静脉输注 30～90 分钟。第二种方案为每周注射 1 次，

首次剂量为 4mg/kg，第 2 次和以后的维持剂量为 2mg/kg。将溶解后的曲妥珠单抗溶液加入 500ml 生理盐水中静脉滴注。由于曲妥珠单抗提供的注射用水内含防腐剂，因此配好的药液可在 2~8℃冰箱中保存 1 个月并可多次重复使用。护理人员在放置时要清楚地注明配制人和患者的姓名、开瓶时间等信息。

2. 帕妥珠单抗（帕捷特）　适应证：与曲妥珠单抗和化疗联合用于 HER2 阳性、局部晚期、炎性或早期乳腺癌患者（直径>2cm 或淋巴结阳性）的新辅助治疗，作为早期乳腺癌整体治疗方案的一部分；用于具有高复发风险 HER2 阳性早期乳腺癌患者的辅助治疗；帕妥珠单抗与曲妥珠单抗和多西他赛联合，适用于 HER2 阳性、转移性或不可切除的局部复发性乳腺癌患者；针对既往未接受过抗 HER2 治疗的转移性乳腺癌患者。

帕妥珠单抗的起始剂量为 840mg，静脉输注 60 分钟，此后每 3 周给药一次，给药剂量为 420mg，输注时间 30~60 分钟。

3. 曲妥珠单抗-美坦新偶联物（TDM-1）　适应证：适用于 HER2 阳性转移性乳腺癌，既往曾接受曲妥珠单抗和一种紫杉烷类分开或联用患者的治疗；或者既往接受过对转移性 HER2 阳性乳腺癌的治疗，或完成辅助治疗期间或 6 个月内发生疾病复发的患者。

TDM-1 只能用于静脉滴注；推荐使用剂量为 3.6mg/kg，三周使用一次。

注意事项：配药时不能使用葡萄糖溶液，只能使用无菌水；配置好后轻轻晃动摇匀，并保存在 2~8℃的环境，最多 24 小时；3.6mg/kg 为使用的最大剂量，在使用中可以根据患者的情况减量使用，每次可以按照 0.6mg/kg 减量，最低降至 2.4mg/kg；TDM-1 不能与赫赛汀相互替代使用；不能将 TDM-1 与其他药物混合使用；第一次输液的注射时间为 90 分钟，如果患者使用后无明显副作用，后续注射时可缩短至 30 分钟；停药的标准为疾病进展或患者耐药。

4. 大分子单抗靶向药物使用注意事项　帕妥珠单抗和曲妥珠单抗必须序贯给药，给药顺序任意；一种靶向药物用完无不良反应才可继续使用另一种靶向药物或化疗药。

（1）漏用或者延迟应用：临床上常有患者因各种原因不能按时用药，可根据漏用或延迟应用的时间长短分别处理：如果两次连续输注的用药时间间隔小于 6 周，用曲妥珠单抗者，应尽早静脉输注 6mg/kg；用帕妥珠单抗者，亦应尽早静脉输注 420mg，不应等到下一次计划用药的时间点。如果两次连续输注的用药时间间隔等于或大于 6 周，用曲妥珠单抗者，应重新给予 8mg/kg 负荷剂量，输注时间约 90 分钟，此后每 3 周给予一次维持剂量 6mg/kg，30~90 分钟静脉输注。用帕妥珠单抗者，应重新给予 840mg 负荷剂量的，静脉输注 60 分钟，此后每 3 周一次给予维持剂量 420mg，30~60 分钟静脉输注。

（2）疗程

1）对于接受蒽环类药物治疗的患者，帕妥珠单抗和曲妥珠单抗应在完成完整的蒽环类药物治疗方案后再给予使用。帕妥珠单抗+曲妥珠单抗治疗应在含紫杉类药物治疗的第 1 个周期第 1 天开始使用，即使化疗方案停止，也应继续完成为期 1 年的治疗。

2）用于转移性乳腺癌时，帕妥珠单抗与曲妥珠单抗和多西他赛联合使用，直至出现疾病进展或不可耐受的毒性。即使终止多西他赛治疗，帕妥珠单抗与曲妥珠单抗的治疗仍可继续。

（四）抗 HER2 治疗的小分子靶向药物

1. 拉帕替尼 拉帕替尼是一种口服的小分子表皮生长因子酪氨酸激酶抑制剂。主要用于联合卡培他滨治疗 ErbB-2 过度表达的，既往接受过包括蒽环类、紫杉醇、曲妥珠单抗（赫赛汀）治疗的晚期或转移性乳腺癌。本品口服吸收不完全，而且个体差异较大，约 4 小时后达到最大浓度（c_{max}），半衰期 24 小时，每日给药，6～7 天达到稳态。

用法与用量：推荐剂量为 1 250mg，每日 1 次，第 1～21 天服用，与卡培他滨 2 000mg/d 联用，第 1～14 天分 2 次服用。拉帕替尼应每日服用 1 次，不推荐分次服用。饭前 1 小时或饭后 2 小时服用。如漏服 1 剂，第 2 天不需剂量加倍。妊娠药物级别 D 级，孕妇禁用。本品能否通过乳汁分泌尚不清楚，哺乳期妇女应停止授乳。老年人用药与年轻患者未发现有明显差异。本品未对肾脏严重损害及透析患者做过临床试验，中重度肝损害的患者应酌减剂量。由于本品的部分关键临床试验失败，临床应用趋缓。

2. 吡咯替尼 吡咯替尼是一种口服的小分子表皮生长因子受体 2（HER2）与表皮生长因子受体（EGFR）的不可逆抑制剂。本品常联合卡培他滨，用于表皮生长因子受体 2（HER2）阳性、既往未接受或接受过曲妥珠单抗的复发或转移性乳腺癌患者，使用前患者应接受过蒽环类或紫杉类药物化疗。吡咯替尼作为不可逆抑制剂，可以有效地解决耐药问题。本品在疗效上相较拉帕替尼占据显著优势，且副作用较来那替尼轻微。

用法与用量：推荐剂量为 400mg，每日 1 次，第 1～21 天服用，与卡培他滨 2 000mg/d 联用，第 1～14 天分 2 次服用。餐后 30 分钟内服用。如漏服 1 剂，第 2 天不需剂量加倍。妊娠药物级别 D 级，孕妇禁用。本品能否通过乳汁分泌尚不清楚，哺乳期妇女应停止授乳。老年人用药与年轻患者未发现有明显差异。本品未对肾脏严重损害及透析患者做过临床试验，中重度肝损害的患者应酌减剂量。

3. 来那替尼 来那替尼是一种口服、不可逆的酪氨酸激酶抑制剂。它是全球唯一获批在曲妥珠单抗（赫赛汀）治疗 HER2 阳性乳腺癌后进行强化辅助治疗的药物，用以减少疾病复发的风险。其在非安慰剂对照试验（头对头试验）中击败了拉帕替尼，为早期、HER2 阳性患者经标准曲妥珠辅助治疗后，仍存在高危风险的乳腺癌患者的强化治疗提供了新的选择。

用法与用量：推荐剂量是 240mg（6 片），每日口服一次，与食物同时服用，持续 1 年。在首次接受来那替尼治疗前，应提前 56 天给予洛哌丁胺，以预防或减缓腹泻。临床上还可给予额外的止泻药、液体和电解质以帮助治疗腹泻。孕妇或哺乳期女性应停止服用来那替尼。

4. 小分子靶向药物使用注意事项 口服靶向药常见副作用包括腹泻、恶心、腹痛、疲劳、呕吐、皮疹、肿胀和口腔炎、食欲降低、肌肉痉挛、消化不良等。应用时应注意观察消化道症状，及时调整用药及对症处理。

剂量调整总原则：治疗过程中如患者出现不良反应，可通过暂停给药、降低剂量或者停止给药进行管理。对于腹泻、皮肤不良反应者可首先进行对症治疗并密切观察。对症治疗后仍未缓解的不良反应，可参考表 6-6 对吡咯替尼/卡培他滨暂停用药和（或）下调剂量。吡咯替尼的剂量调整方法参见表 6-7。一些持续存在的 2 级不良反应也可能需要多次暂停用药和（或）下调剂量。每次暂停均应在不良事件恢复至 0～1 级且并发症消失后再恢复给药。吡咯替尼的每次连续暂停时间和每个周期累计暂停时间不应超过 14 天。如暂停给药后受试者仍有临床不可控制的不良事件（即临床治疗或观察≤14 天后仍存在，出现≥2 次），则在暂停后恢复用药时应减少一个水平的剂量，吡咯替尼允许下调最低剂量为 240mg。

表 6-6　针对不良反应推荐的吡咯替尼/卡培他滨剂量调整原则

不良反应	CTCAE 级别	给药方案调整	暂停后恢复吡咯替尼的剂量调整*
腹泻	3 级，或 1～2 级伴有并发症（≥2 级的恶心或呕吐、发热、中性粒细胞减少、便血或脱水）	可先暂停卡培他滨，如暂停卡培他滨后 3 天仍不能缓解，再暂停吡咯替尼，直至恢复至≤1 级	第一次：400mg 第二次：320mg
	4 级	永久停用	□
手足综合征	2 级	可先暂停卡培他滨，如暂停卡培他滨后 14 天仍不能缓解，再暂停吡咯替尼，直至恢复至≤1 级	第一次：400mg 第二次：320mg
手足综合征	3 级	可先暂停卡培他滨，如暂停卡培他滨后 14 天仍不能缓解，再暂停吡咯替尼，直至恢复至≤1 级，如 14 天仍不能恢复则永久停用	320mg
	出现重度进展性大疱样皮疹或黏膜病灶	永久停用	□
左室射血分数（LVEF）下降	LVEF 低于正常值下限，或出现≥2 级（至少较基线下降 10%～19%）的 LVEF 下降且合并相关的症状	暂停吡咯替尼，直至 LVEF 恢复至正常范围内，且较基线下降小于 10%，相关症状恢复	320mg
肝功能异常	≥3 级 ALT 或 AST 升高（>5×ULN）伴总胆红素≤2×ULN	暂停吡咯替尼，直至恢复至≤1 级	第一次：400mg 第二次：320mg
	≥2 级 ALT 或 AST 升高（>3×ULN）伴总胆红素升高>2×ULN	永久停用	□
其他不良反应	≥2 级的非血液学不良反应和≥3 级的血液学不良反应	暂停吡咯替尼或卡培他滨，直至恢复至≤1 级	第一次：400mg 第二次：320mg

按照 CTCAE 版本 4.0 分级。CTCAE＝不良事件通用术语标准。AST＝天门冬氨酸氨基转移酶；ALT＝丙氨酸氨基转移酶；ULN＝正常值上限；

*降低剂量方法参考表 6-7。

表 6-7　吡咯替尼剂量调整方法

	剂量
推荐初始剂量	400mg/天
第一次降低剂量	320mg/天
第二次降低剂量	240mg/天

二、靶向治疗的不良反应和护理

（一）护理评估

1. 评估患者的一般情况、身高、体重、意识、生命体征、血管通路、用药史、过敏史、不良反应史等。

2. 评估靶向治疗前血常规、生化常规、尿常规等各项检验指标和心肺功能等检查情况。

3. 评估患者的治疗方案、用药时间、用药方式、用药剂量、药物性质、药物的有效期，正确选择输液通路、溶液及器材。

4. 评估患者及家属的心理反应、对疾病和靶向药物的认识程度、合作能力、经济能力以及社会支持状况。

（二）护理措施

在患者计划接受靶向药物治疗后，做好用药知识宣教，治疗前护理人员要向患者介绍靶向药物应对 HER2 过度表达的治疗效果和药理作用。护理人员要告知患者 HER2 是一个与预后密切相关的生物学指标，它的存在促进了乳腺癌细胞的生长，靶向药物可以起到抑制肿瘤细胞增生的作用。同时，护理人员还要根据使用的药物提前说明可能出现的不良反应，如患者在使用曲妥珠单抗的治疗过程中可能出现寒战、发热及心脏不适等症状，使患者能够做好充分的心理准备。

1. 靶向治疗前做好评估和护理记录。

2. 建立适宜的静脉通道，建议选择深静脉置管（PICC、CVC 或 PORT），以避免药物外渗所致的局部组织损伤。

3. 严格遵医嘱做好靶向治疗前的预处理。

4. 注意药物配伍禁忌，输注每一种靶向药物前后都应用 0.9%氯化钠溶液冲管。

5. 防止职业暴露，靶向药物集中配制，操作过程戴双层手套，废弃物密封处理，防止药液溢出，如有药液溢出应妥善处理。

6. 严密观察靶向治疗的不良反应，予心电监护，及时处理不良反应并做好记录。指导患者及家属正确认识靶向治疗及应对不良反应。

7. 饮食指导，指导患者尽量避免过酸、过辣及煎炸等刺激性食物，以新鲜、多样化、易消化，高热量、高蛋白、高纤维素及富含维生素的食物为主。

8. 出院指导，血常规、生化常规的监测及心脏不良反应的应对方法；导管的维护；后续治疗或复查项目及时间安排等。

9. 给予适当的心理辅导，重视患者的心理变化，通过恰当的心理管理方法，及时调整心理状态；必要时请心理专科护士会诊，指导家属为患者提供必要支持。

（三）不良反应的观察和护理

1. 输液相关反应的护理　输注反应包括一系列症状，如发热、寒战，偶尔会有恶心、呕吐、疼痛（某些患者表现为肿瘤部位疼痛）、头痛、晕眩、呼吸困难、低血压、皮疹和乏力等；还包括有致命后果的事件。建议在首次输注期间及之后 60 分钟内，后续输注期间及之后 30 分钟内对患者进行密切观察；如果发生输液反应，应减慢或中断输注，并进行适当的药物治疗。在症状和体征完全消退之前，应仔细对患者进行评估和监测；对于有重度输液反应的患者应考虑永久停药。

2. 超敏反应/速发过敏反应的护理　密切观察患者的超敏反应，在接受治疗的患者中已观察到重度超敏反应，包括速发过敏反应和有致命后果的事件；应配备有治疗这些反应的药物和应急设备；所有发生呼吸困难或临床严重低血压的患者，应立刻中断输注，同时给予药物治疗；在症状和体征完全消退之前，应仔细对患者进行评估和监测；对于有重度输液反应的患者应考虑永久停药。已知对此药或其任何赋形剂产生超敏反应的患者应禁用。

3. 肺部反应的护理　临床应用中有报道严重肺部反应事件，也可能是输液相关反应的部分表现或延迟表现。晚期恶性肿瘤并发症和合并疾病而发生静息状态呼吸困难的患者发生肺部反应的风险更高，此类患者不宜接受靶向治疗。曲妥珠单抗的临床应用中有报道严重肺部反应事件，这些事件偶尔会导致死亡，也可能是输液相关反应的部分表现或延迟表现。已报道病例有间质性肺疾病（包括肺浸润）、急性呼吸窘迫综合征、肺炎、非感染性肺炎、胸腔积液、呼吸窘迫、急性肺水肿和呼吸功能不全。

4. 发热反应的护理　轻、中度症状无需特殊处理，嘱患者多饮水。体温超过 38.5℃，可物理降温，必要时应用解热镇痛药。

5. 胃肠道反应的护理　应用靶向药物的患者都可能有恶心、呕吐、腹泻等胃肠道不良反应，必要时应用止吐药。腹泻是口服靶向药物最常见的不良反应，大多数患者腹泻程度较轻，通过饮食调节和止泻药物可以缓解，75%的患者首次腹泻在治疗的前 4 天发生，单次腹泻通常持续 2～3 天，随着治疗时间延长，腹泻程度和发生频率会有所减轻和减少。

大分子靶向药帕妥珠单抗可能导致分泌性腹泻，绝大多数为Ⅰ或Ⅱ级，但少数患者可能会出现严重腹泻（每天≥7 次）。腹泻均发生在治疗前期，随着后续治疗发生率会降低。

护士应注意提供安静舒适的环境，避免不良气味刺激，指导患者进食易消化、清淡的饮食，少量多餐，避免过酸、过辣、含咖啡因及酒精的刺激性食物；及时补充水分和营养，预防水、电解质紊乱，必要时予静脉营养支持。

6. 呼吸系统症状的护理　若患者过敏时出现气促、咳嗽、呼吸困难等症状，应暂停使用，及时通知医生并给予氧气吸入，防止肺水肿的发生。

7. 曲妥珠单抗心脏毒性的护理　护理人员在给药前要了解患者有无心脏病病史和药物过敏史，做好肝肾功能检查和尿、血、粪便常规，还要重点做好心电图、超声心动图等心功能检查。在用药前 30 分钟要给予患者心电监护，并给予地塞米松、盐酸异丙嗪等抗过敏药物。建议在治疗过程中规律监测患者左心室射血分数以指导后续治疗，用药后的 15 分钟内护士要密切观察患者的生命体征，认真倾听患者主诉，严密观察患者有无胸闷气促、寒战、发热、血压下降、呼吸困难及心律、心率、心电图改变等情况。如在治疗后出现有心肌损害的征象时，应嘱患者多卧床，少盐饮食，按医嘱使用心脏保护药物。

（1）监测时间：早期乳腺癌使用曲妥珠单抗的时间为 1 年，因此监测时间也推荐为 1 年；晚期乳腺癌患者情况比较复杂，一般治疗至肿瘤进展，目前推荐的心脏毒性检测时间为 8 个月，而且应更个体化。

（2）监测频率：推荐在第 4、8 个月时进行常规左室射血分数监测；对于治疗期间需要心血管治疗的患者，应在治疗末进行进一步的评估；所致心功能障碍可通过积极的抗心衰治疗来改善；大部分心功能障碍患者都能得到明显的改善，并可继续接受治疗。

8. 静脉炎的预防及护理　帕妥珠单抗和曲妥珠单抗均是高渗性药物，深静脉置管（PICC、CVC 或 PORT）是预防化学性静脉炎及药物渗漏的有效方法。对选用浅静脉行靶向治疗的患者给药应由有经验的护士执行，选用易暴露的粗、直静脉作为穿刺部位，避免在静脉穿刺点的远端给药，要确保针头在血管内才能注药，如怀疑有药物外渗，应立即停止给药，给予相应处理。

9. 药物外渗的护理　药物外渗重在预防。一旦发生渗漏，处理原则是促进吸收、减轻反应、止痛等，措施包括以下几个方面。

（1）局部封闭治疗：生理盐水 5ml+地塞米松 2.5mg 多处皮下注射，范围须超出发生渗漏的区域 0.5～1.0cm。

（2）水疱的处理：对多发性小水疱，注意保持水疱的完整性，避免摩擦和热敷，保持局部清洁并抬高局部肢体，待自然吸收；对直径大于 2cm 的大水疱，应在严格消毒后用 5 号细针头在水疱的边缘穿刺抽吸使皮肤贴附，避免去除表皮，对皮肤破溃者可请造口师处理。

第七节　乳腺癌术后患肢淋巴水肿的预防和护理

一、淋巴水肿的诊断和分期

（一）淋巴水肿的诊断

淋巴水肿是指由于淋巴系统缺陷引起淋巴液回流受阻、反流，导致肢体浅层软组织内体液聚集，继发纤维结缔组织增生、脂肪硬化、筋膜增厚及整个患肢变粗的病理状态。上肢定义任意部位的周径较健侧增加≥2cm 则诊断为存在淋巴水肿。患者主观感觉沉重、酸痛、灼痛以及皮肤的紧绷感、硬韧感、重压感、麻木感、膨胀感。表现为手臂体积进行性增大，运动后没有改善，局部皮肤变得坚硬、出现颗粒样结节。

（二）淋巴水肿的分期

按照组织水肿程度和纤维化程度进行分期。

Ⅰ期：此期又称可逆性淋巴水肿。特点是用手指按压水肿部位，会出现局部的凹陷。下午或傍晚水肿最明显，休息一夜后，肿胀大部分或全部消退。

Ⅱ期：此期水肿已不会自行消退。由于结缔组织开始增生，水肿区组织质地不再柔软，凹陷性水肿渐渐消失，组织变硬。

Ⅲ期：肿胀肢体体积增加显著，组织由软变硬，纤维化明显。皮肤发生过度角化，生长乳头状瘤。

Ⅳ期：也称象皮肿，晚期下肢淋巴水肿的特征性表现，由于肢体异常增粗，皮肤增厚，角化，粗糙呈大象腿样改变，尤以远端肢体更加明显。患肢体积异常增大，沉重，有明显畸形，影响了患者的日常行动和生活。

二、乳腺癌术后患肢淋巴水肿的护理

（一）乳腺癌术后患肢淋巴水肿的评估

目前淋巴水肿的评估方法有水置换法、上臂连续周径测量法等。上臂连续周径测量法简便易行、可重复性高，且与水置换法具有高度一致性，是国内外相关研究和临床实践中使用最多的淋巴水肿评估方法。

1. 主观症状评估　询问患者患侧上肢有无活动后受限制、肿胀或无力、活动后疼痛、抬高困难和感觉麻木等情况。

2. 手臂周径测量法　是最常用的评价淋巴水肿的方法之一。方法是测量双侧手臂从腕关节到腋窝的周径，每隔 5cm 测量一次，比较患侧与健侧上肢周径差。淋巴水肿的程度分3 个等级。轻度水肿：症状出现较早，范围仅为上臂近端，患肢与健肢周径差值≤3cm。中度水肿：范围可扩散至前臂和手背，患肢周径大于健肢 3~6cm。重度水肿：水肿遍及整个患侧上肢，包括手指，关节活动困难，有皮肤绷紧感觉，患肢甚至出现畸形。

3. 水置换法　分别把双上肢放进盛满温水的容器中，然后分别测量双上肢溢出水的体积。此法被认为是测量淋巴水肿的金标准，患肢体积增加 200ml 证明有水肿存在。注意在放满水的过程中是否有溢出或者不足，每个患者每次放入的肢体长度是否一致。

（二）乳腺癌术后患肢淋巴水肿的治疗与护理

1. 皮肤护理　慢性淋巴水肿常伴有皮肤并发症。组织中的慢性炎症引起纤维蛋白和胶原沉积，使皮肤增厚变硬。水肿皮肤形成的沟纹，有利于真菌和细菌的生长。减少皮肤的并发症有利于淋巴回流，减少感染。皮肤护理的方法包括以下几个方面。

（1）保持皮肤皱褶干净、干燥。

（2）保护皮肤，避免损伤、蚊虫叮咬。

（3）使用中性天然肥皂清洗，并擦干，使用不含香精产品润肤剂；高温时优先使用植物护肤品。

（4）处理皮肤角化过度，治疗细菌和真菌感染。

2. 手法淋巴引流　淋巴引流技术是一种按摩技术，它基于淋巴系统的解剖，通过轻柔抚摸浅表淋巴结及淋巴管，激活淋巴通路，并沿着淋巴引流方向在皮肤上轻柔移动，增加淋巴管与淋巴结的重吸收功能，并引流淋巴液绕过被破坏的淋巴通路至患侧健存或者健侧的淋巴通路，最终引流至胸导管，回到循环系统。淋巴引流技术可以有效促进淋巴回流，减少组织间液聚集，但引流效果维持时间较短，可以使用绷带加压包扎来维持和增强治疗效果。

沃戈尔博士创立了手法淋巴引流的四项基本技术，后来被不断改善以适应人体的不同部位。这四项技术分别是：固定打圈、泵送手法、铲形技术、旋转技术。

（1）四项技术的共同特点

1）轻柔地、呈环形地伸展皮肤，这样可对主要交通淋巴管产生影响。伸展淋巴管壁可以增强淋巴流动，而增大组织压力则可以促进淋巴生成。

2）施压期：促进淋巴向理想的引流区的流动。

3）减压期：组织的被动扩张产生短暂的负压，使淋巴管被周围液体再填充。

4）技术操作的要求是：速度为1次/秒，每个区域重复5～7次。

（2）四项技术的具体操作方法

1）固定打圈

适用部位：全身任何部位。根据需要治疗的部位，打圈可小（用拇指）可大（用8根手指或手掌）。可单手或双手操作。

方法：固定打圈包括施压期和减压期。在施压期，皮肤被压向皮下组织打半个圈，但并不到整圆的程度时手即离开。在减压期，伸展的皮肤重新回到手施压的起始点。

2）泵送手法

适用部位：不平整的大区域（手臂、腿、躯干侧面）。

方法：手法可以使用单手（较小区域）或双手（较大区域），也可与固定打圈交替实施。当交替使用两项手法时，要确保一只手完整地完成动作后，另一只手再接着操作（即泵送结束后紧接减压期）。在起始位置，屈曲手腕，展开拇指和示指，使两指间的虎口形成按压带并贴于皮肤。当延伸手腕，整个手掌面向下压形成一个平面，泵送方向为淋巴引流方向。在减压阶段，按摩的手离开组织表面。如此进行下一个循环，即手腕再次屈曲，手掌同时滑行向近端引流方向（需重复多次）。

3）铲形技术

适用部位：四肢（使用单手或双手）。

方法：铲形技术要求不间断节律性的动作，没有明确的施压期和减压期的分别。同泵送一样，铲形技术要求起始时手腕屈曲，拇指与示指展开形成按压带，将侧面接触皮肤同时滑行向四肢的背面，接着整个手向背面下沉，如同按压的手向四肢的背面按压过去。然后，已经下沉的手掌和手指在四肢的背面横向滑行，直到手指与淋巴管的方向平行（这样可以横向延伸淋巴管）。不断加大按压的力度，直到施加的力度不便于手滑行为止（淋巴管同时能被纵向延伸，并清空管内淋巴）。进行下一个重复循环动作时，手不能离开皮肤表面，拇指和示指形成的按压带在一个新的位置开始按压。

4）旋转技术

适用部位：躯干。

方法：开始时仅指尖接触需治疗的部位。然后手掌下沉拇指向侧面滑行，其余手指指向引流方向。紧接着施压期，整个手向指尖方向移动，而拇指则向手掌方向移动，再接减压期。进行下个部位的按摩时，沿着引流方向，先移动2～4手指再带动拇指。

（3）**手法淋巴引流的禁忌证**

并非所有淋巴水肿的患者均适合手法淋巴引流治疗。治疗前患者需经过临床医生的检查，有多种复杂疾病或有任何种类的急性感染、心源性水肿、恶性病变、肾功能衰竭、急性深静脉栓塞的患者不能接受手法淋巴引流治疗。

（4）手法淋巴引流的顺序

从肢体的近心端开始治疗，然后再治疗远端肢体，区域淋巴结首先治疗。

1）预处理：患者进行腹式呼吸 3 次，取仰卧位，治疗师站在患者的患侧。

2）轻抚法：首先向引流方向轻柔滑抚。

3）打通身体淋巴系统：颈部、锁骨上、对侧腋窝淋巴结做固定打圈。

4）三角肌区域的治疗：在三角肌上做固定打圈，按压向腋窝淋巴结。

5）上臂的内侧：用双手在上臂的内侧做固定打圈（即肱二头肌上，上臂的中间区域），按压朝向腋窝方向。

6）上臂外侧：在上臂的外侧和前部做泵送按压。

7）肘部区域：①在肘上髁的内外侧（即中间和侧面）做固定打圈，向近端方向施压。②在肘内（肘部淋巴结）做固定打圈，同时结合被动弯曲和伸展肘关节。

8）前臂：在前臂（屈肌和伸肌侧）上做铲形技术按摩，固定打圈或泵送手法按压。

9）手和手指的背部区域治疗：在手腕背部、手背部、手指和拇指做固定打圈。

10）手掌：在这个区域按压时要注意，手掌内部的淋巴引流除了中央部分均向手背部流动，然后再向近端疏散。手掌的中央部分淋巴则流向前臂的中央引流区。

11）后续治疗：根据病情所需而定。

12）治疗最后仍为轻抚法。

3. 压力治疗　压力治疗指采用特定材质制作特定尺寸的弹性绷带、弹性手套和弹性袜治疗外周淋巴水肿。压力治疗作为淋巴水肿重要的治疗手段之一，结合手法淋巴引流增强治疗效果，是目前应用最广的治疗措施。弹力绷带包扎治疗的作用机制主要是通过给予外加压力来升高组织间压力，减少血液在毛细动脉渗出生成组织液，并促进组织液回流至毛细静脉及淋巴管，从而减少组织液的聚积。因淋巴引流绷带包扎所给予压力较低，长时间使用不会影响血液循环，安全性很高，通常要求一次包扎保持 20 小时以上。

不是所有淋巴水肿的患者均适合压力治疗。治疗前患者需经过临床医生的检查，有多种复杂疾病或有任何类的急性感染、心源性水肿、恶性病变、肾功能衰竭、急性深静脉栓塞、动脉疾病等全身情况者不能进行压力治疗，此外患有高血压、卒中、糖尿病、支气管哮喘的患者慎用。

由低弹性纤维和橡胶纤维制成的低延展性绷带，或称低弹性绷带，是目前治疗肢体淋巴水肿的最佳材料。在运动时，低延展度绷带变形较小，可将肌肉泵工作时对绷带产生的力反射到深部组织，从而促进深静脉系统和深部淋巴系统的回流作用；在休息时，低延展性绷带静息压低，长时间使用不会影响肢体血供，安全性高。

治疗淋巴水肿时为保证肢体得到最合适的压力，除使用低延展性绷带外，还会使用其他配套材料，如管状绷带、指部绷带、衬垫及低弹力绷带等，形成多层低弹力绷带系统，给肢体提供足够的压力以治疗淋巴水肿。这些材料分为不同型号，分别用于肢体不同部位，见图 6-3。选择配套包扎材料应遵循 3 个基本原则：①能保护皮肤和组织从而避免摩擦、组织坏死或皮肤状况恶化；②应用压力绷带前全面均衡绷带压力从而校正肢体变形；③能为组织提供适当的支持，减少从远端至近端的压力梯度。

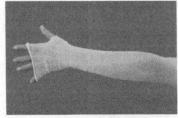
1. 低层使用管状绷带

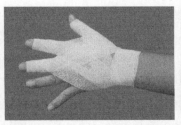
2. 指部绷带包扎手指 1

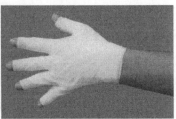
3. 指部绷带包扎手指 2

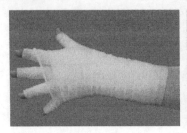
4. 衬垫包扎

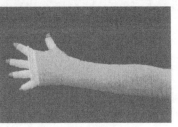
5. 低弹力绷带包扎

图 6-3　绷带包扎示意图

4. 功能锻炼　功能锻炼是淋巴水肿综合治疗重要的一部分，在肢体运动的状态下，弹性绷带所产生的作用会更加有效。在没有治疗的情况下不主张患者做剧烈的体育锻炼，例如打篮球、打羽毛球。只有在采用规范的弹性绷带包扎的情况下可以做适当的锻炼。有氧运动可以增加患者心肺功能，改善患者疲劳感和情绪障碍。指导患者进行上肢运动训练，也能够帮助部分肩关节活动受限的患者恢复关节活动度。

淋巴水肿患肢的功能锻炼并没有统一的规则和程式，原则上先做较轻的活动，逐渐增加活动量，进行循序渐进的抗阻训练，可以预防和减轻淋巴水肿。功能锻炼可以在床上进行，也可站立时操练。行走、做操、不剧烈的舞蹈都可列为锻炼的项目。下列上肢淋巴水肿的功能锻炼可以在日常生活和工作的间隙开展，但是必须在穿戴压力手套或使用压力绷带的情况下锻炼，见图 6-4～图 6-5。如果不采用任何防护措施，锻炼后患肢的水肿可能加重。

1）呼吸锻炼：做扩胸呼吸，将健侧手掌贴胸骨以感觉胸部运动，唱歌是最好的呼吸锻炼。

2）热身：活动大关节，20～30 次，中等速度。

3）活动肩部和肩胛部：肩部上抬—放松，肩部向前—向后旋转。

4）拉伸锻炼：双手向前伸直、上举、左右伸展。

5）手部运动：手部做平放、抬起、伸指、握拳运动。

6）消肿锻炼：患侧上肢和对侧下肢同时进行屈曲或伸展活动。

5. 其他治疗方法

（1）手术治疗：重建淋巴循环。

（2）物理治疗：使用梯度压力治疗仪，患者取平卧位或半坐卧位，肢体与心脏呈水平位，套袖包裹整个患肢至肩部，压力自远端至近端循环充气加压按摩。每天 2 次，每次 20～30 分钟，利用梯度压力治疗仪促进患肢的淋巴回流，可以有效地减少血液及淋巴液在外周组织的滞留，预防患肢水肿的发生，此法应与患肢按摩时间错开。

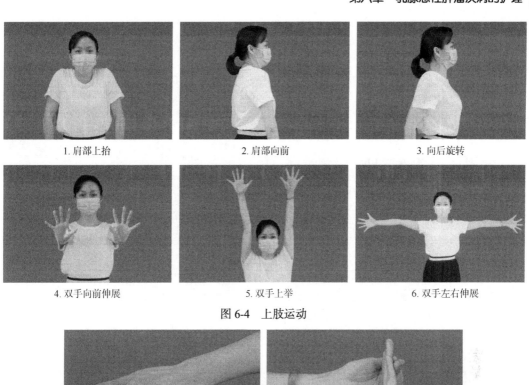

1. 肩部上抬　　　　　2. 肩部向前　　　　　3. 向后旋转

4. 双手向前伸展　　　　　5. 双手上举　　　　　6. 双手左右伸展

图 6-4　上肢运动

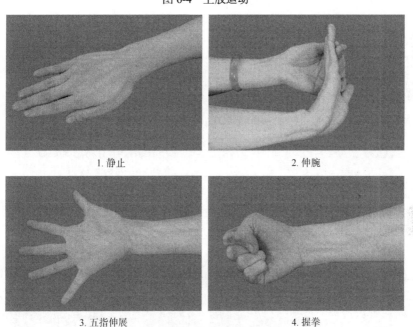

1. 静止　　　　　2. 伸腕

3. 五指伸展　　　　　4. 握拳

图 6-5　手部运动操

（三）乳腺癌术后患肢淋巴水肿的并发症的护理

慢性淋巴水肿的最常见并发症是蜂窝织炎和淋巴管炎。急性淋巴管炎多数是通过局部创口或溃疡感染所致，细菌经组织淋巴间隙进入淋巴管，引起淋巴管及周围的急性炎症。感染病灶近侧皮肤沿淋巴管走行可见一条或数条红线，并向近心端延伸，局部较硬，有压痛。所属淋巴结可肿大，疼痛，严重者常伴有发热、头痛、全身不适、食欲缺乏。感染的诱发因素有足癣、慢性皮肤溃疡、静脉炎、皮肤抓伤或蚊虫叮咬等。对急性淋巴管炎患者的护理，可缓解患者的不适症状，可协助疾病的治疗。

1. 局部护理

（1）抬高患肢，促进静脉和淋巴回流。

（2）为防止淋巴水肿，给予患肢压力包扎阻止淋巴液滞留。

（3）必要时遵医嘱给予相应药物治疗。

2. 全身护理

（1）抗生素治疗，早期给予敏感抗生素控制感染。

（2）体弱者，应加强营养支持治疗。

（3）高热者给予相应物理或药物降温处理。

（4）疼痛者给予镇痛药治疗。

（五）居家自我护理

1. 进行自我手法淋巴引流，方法：患者取站立位或半坐卧位，抬高患肢，用双手扣成环形，自上肢远端向近端慢慢推移，每天 2 次，每次 10～15 分钟，注意操作规范，避免过度按摩。具体步骤见图 6-6。

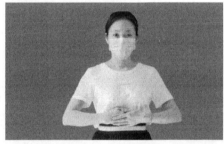
1. 第一步：深呼吸

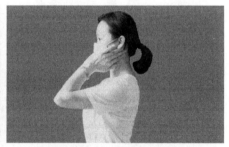
2. 第二步：定圈法开放耳后淋巴结

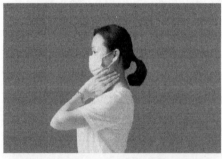
3. 第二步：定圈法开放颈中部淋巴结

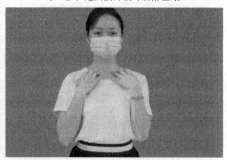
4. 第二步：定圈法开放锁骨上淋巴结

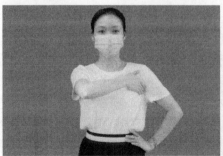
5. 第三步：定圈法开放健侧腋窝淋巴结

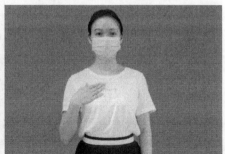
6. 第四步：胸部区患侧向健侧引流

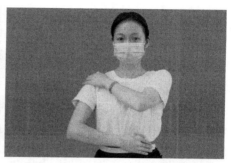

7. 第五步：上臂内侧向外侧引流　　　　　8. 第六步：肩部上臂前臂向对侧腋窝引流 1

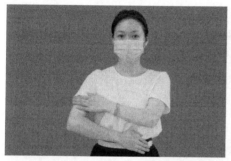

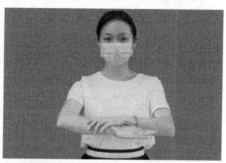

9. 第六步：肩部上臂前臂向对侧腋窝引流 2　　　10. 第六步：肩部上臂前臂向对侧腋窝引流 3

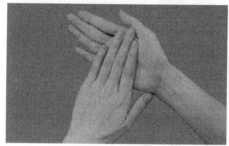

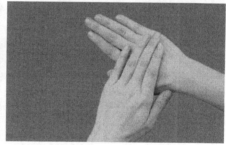

11. 第七步：手指向手腕引流 1　　　　　12. 第七步：手指向指背引流 2

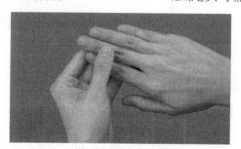

13. 第八步：指尖向指根引流

图 6-6　自我手法淋巴引流组合示意图

2. 压力治疗　自行包扎弹性绷带，佩戴压力手臂套。

3. 进行患肢功能康复锻炼，每天 2 次，每次 10～15 分钟，通过运动锻炼，刺激患肢淋巴液的回流，恢复患肢的功能。

（五）心理护理

乳腺癌患者确诊后常会出现恐惧心理，尤其是在进行乳腺癌手术之后，患者认为自身不完整，自尊心和自信心受到打击，容易出现心理障碍，严重淋巴水肿的患者，患肢皮肤增厚、表皮过度角化、皮下组织增生、大量纤维化造成肢体病变组织坚硬如象皮，此时患者生活不能自理，且患者自觉形象极为难看，产生自卑心理，从而加重悲观、焦躁不安等情绪，还可能影响到夫妻亲密关系。所以，做好淋巴水肿患者的心理护理尤为重要。

1. 患者入院后护士要主动与患者进行沟通交流，向患者讲解发生患肢水肿的相关因素及解决方法，使患者接受治疗和护理。同时对患者和家属进行心理疏导和健康教育，引导其以积极正向的态度面对术后生活。

2. 鼓励患肢积极配合治疗和护理。由于患肢肿胀，行动不便，严重影响患者的日常生活，应协助患者做好生活护理，满足日常生活所需。减轻患者的焦虑不安情绪。

3. 情感支持，患者由于身体形象改变，不愿与人交往。为了分散患者的有关外表的自我意识，可让患者穿长袖服装，以遮掩肿胀的肢体。

4. 医护人员要耐心倾听、鼓励和支持患者及家属，积极应对压抑的情绪反应和因社会工作环境中的困难所导致的患者心理障碍，帮助患者建立生活的信心。

（六）乳腺癌术后患肢淋巴水肿的预防措施

1. 避免患侧上肢长时间下垂、受压或提拎重物，负重不能超过 5kg。
2. 避免在患侧上肢测量血压、采血、静脉输液。
3. 避免患侧上肢高温，如热水浸泡、日光暴晒、桑拿浴。
4. 避免患侧上肢做高强度的运动、剧烈的体育锻炼及反复性多的劳动，如拖地板、搓衣服。
5. 避免穿着过紧的内衣、外衣。
6. 避免皮肤破损及感染，避免蚊虫叮咬、刀割伤、刺伤和佩戴腕饰（手表、手镯、戒指等）。
7. 长途旅行建议佩戴弹力手臂套。
8. 坚持每天进行患肢手功能康复锻炼，逐步增加康复锻炼动作及活动量，循序渐进，不要过急，量力而行，应注意避免过劳，以活动后不引起疲劳、疼痛为宜，防止活动过度造成损伤。
9. 提高机体抵抗力，均衡饮食，保持适中的体重。
10. 如发生水肿及时就医。

第八节　乳腺癌骨转移的护理

一、乳腺癌骨转移概要

骨转移性肿瘤是指原发生于其他器官的恶性肿瘤通过血液系统、淋巴系统转移到骨而产生的继发性肿瘤。其中乳腺在发生骨转移的原发癌中最多见，乳腺癌骨转移在复发转移乳腺癌的病程中发生率为65%~75%。乳腺癌远处转移中，首发症状为骨转移者占27%~50%。骨痛、骨损伤、骨相关事件是乳腺癌骨转移的常见并发症。

（一）病因及发病机制

骨转移癌病灶的形成是原发癌经血行或淋巴系统转移，肿瘤细胞与宿主相互作用的结果，较公认的转移方式为：原发肿瘤细胞浸润周围组织进入脉管系统（血液和淋巴）；肿瘤细胞脱落释放于血液循环内；肿瘤细胞在骨髓内的血管壁停留；肿瘤细胞透过血管内皮细胞逸出血管，继而增殖于血液管外；转移癌病灶内血运建立，形成骨转移病灶。乳腺癌骨转移以脊柱、肋骨、骨盆居多，转移部位以腰椎、胸骨为最多。

（二）临床表现

早期骨转移临床症状不明显，转移部位疼痛是最常见的临床症状。

1. 疼痛　是最常见的症状，约占70%，疼痛的程度不一，在早期，常为间歇性，逐渐变为持续性。位于脊柱者可表现为腰部、胸背部、肋胸部、颈部疼痛。疼痛部位常有变化，制动多无效，疼痛的程度越来越重，进展迅速。转移部位位于骨盆者，常伴有髋关节，股内侧疼痛；位于股骨上端及肱骨上端者常伴有关节功能障碍。伴有疼痛的骨转移严重影响患者的生活质量，但骨转移本身一般不直接威胁患者生命。疼痛的有效治疗手段多，不合并内脏转移的患者生存期相对较长。

2. 肿块、包块　位于深部的骨转移肿瘤常不易见到包块，浅表者部分病例可见肿胀及包块，但较少见。

3. 压迫症状　脊柱转移肿瘤常很快出现脊髓、马尾或神经根的压迫症状，出现根性神经痛，感觉可减退，肌力减弱以致麻痹，常伴括约肌障碍。

4. 病理性骨折　常为首要症状之一，有轻微外伤或无任何诱因即发生骨折。在下肢出现率最高，一旦发生病理性骨折，疼痛加重，肿胀明显。在脊柱者很快即出现瘫痪。

（三）辅助检查

1. 一般检查　可有直接或间接压痛，如位于脊柱的转移瘤，纵向轻轻叩击头顶或按压双肩可使病椎疼痛加重，挤压胸廓、骨盆可使胸椎或骶骨及盆骨的病灶痛加重，应做系统的神经系统检查、生理反射和病理反射检查。

2. 骨放射性核素扫描（ECT）　是骨转移初筛诊断方法。具有灵敏度高、早期发现、全身成像不易漏诊的优点。但也存在特异性较低、不易区分成骨性和溶骨性病变、不能显示骨破坏程度的缺点。骨ECT检查推荐用于乳腺癌出现骨疼痛、骨折、碱性磷酸酶升高或高钙血症等可疑骨转移的常规初筛诊断，也可用于局部乳腺癌（T3N1M0以上）和复发转移乳腺癌患者的常规检查。

3. X线检查　是转移瘤诊断最根本的影像检查方法，简单、直观且具整体性，可呈现成骨、溶骨及混合性骨转移。摄片范围应包括病变所在的骨骼和周围软组织，涵盖范围应尽量广泛。乳腺癌骨转移以多发溶骨性病变多见。部分患者在溶骨病变治疗修复后的影像学表现为过度钙化，易被误诊为成骨性改变，对这部分患者应追溯其首诊时的 X 线片是否有溶骨性改变。转移灶的典型 X 线表现主要位于长骨骨干，长骨纵向髓内破坏范围大于横径范围；位于皮质骨时多发生于滋养动脉处，使皮质骨破坏呈"浅碟征"；多数软组织肿块不大，就诊较晚的患者可以有巨大软组织肿块。骨破坏形式可以为地图样破坏、虫蚀样破坏和穿透样破坏。骨破坏的形式反映了肿瘤的生物学特性：地图样破坏的肿瘤生长较慢；虫蚀样破坏表现肿瘤为中度侵袭，生长较快；穿透样破坏则是高度侵袭性肿瘤，生长最快，在 X 线片可以表现为溶骨为主或混合性破坏。

4. CT 检查　对于发生在骨盆、肩胛等重叠部位的转移瘤可比单纯 X 线更加清楚。CT 增强可进一步了解转移瘤的血供情况。

5. MRI　MRI 由于良好的软组织成像特点及肿瘤病变影像的特殊性，对于诊断骨转移瘤及其侵犯特点、周围组织的反应情况均有很高价值，并且能提供三维解剖情况，同时对转移灶髓腔内浸润范围的认定提供帮助。对于鉴别脊柱骨折、脊柱骨质疏松性骨折和骨转移瘤等有很好的应用价值。

6. PET-CT 扫描（正电子发射计算机体层成像）　可以在临床早期发现骨转移，敏感性和特异性都很高（可达到 96%～100%），已有临床研究提示 FDG-PET（氟脱氧葡萄糖正电子发射体层扫描）具有与骨扫描相似的敏感性和更高的特异性，对乳腺癌骨转移治疗后病情的跟踪优于骨扫描。

7. 骨活检　针对临床可疑骨转移灶，尤其是那些不含软组织和内脏转移的单发骨转移病灶，应进行穿刺活检以明确诊断。

8. 实验室检查　常规的血、尿、粪便常规、血生化结果及骨代谢指标检测对于了解患者全身情况及预后判断都有重要意义。除一般常规检查可出现血红蛋白降低、血红细胞减少、血白细胞增高、血沉增快、血浆蛋白下降、白球比（A/G 比值）倒置外，还应检查碱性磷酸酶、酸性磷酸酶、乳酸脱氢酶、血钙、血磷等。乳腺癌骨转移时常有血钙增高、血磷降低。

（四）诊断

多数情况下结合病史、影像及相关实验室检查可做出诊断，但均应进行活体组织病理检查以明确诊断。

骨转移初筛诊断方法可选择骨放射性核素扫描（ECT），推荐用于出现骨疼痛、骨折、蛋白激酶 B（AKP）升高或高钙血症等可疑骨转移的常规初筛诊断检查；乳腺癌分期＞T3N1M0 患者常规检查；复发转移乳腺癌患者的常规检查。

（五）治疗

目前，骨转移瘤的治疗仍是以减少患者的痛苦、保存一定的功能、提高生存质量、延长寿命、预防和治疗骨相关事件为目的。

1. 激素治疗　乳腺癌骨转移可用睾丸酮 100mg 肌注，并酌情配合卵巢切除和肾上腺素切除。

对于激素反应性乳腺癌，应基于患者可能从内分泌治疗中获益的角度来界定哪些患者适合内分泌治疗。认为满足下列条件中一条或数条的患者有可能从内分泌治疗中获益：①原发灶和（或）复发转移灶 ER 和（或）PR 阳性；②老年患者；③术后无病间隔期较长；④既往内分泌治疗曾获益。

绝经后复发转移乳腺癌，一线内分泌治疗的首选为第三代芳香化酶抑制剂，包括阿那曲唑、来曲唑、依西美坦，二线内分泌治疗可以选择孕激素，如甲地孕酮、甲孕酮。绝经前复发转移乳腺癌患者可以首选化疗，适合或需要用芳香化酶抑制剂作为内分泌治疗时，可以采取有效的卵巢功能抑制（药物性或卵巢切除）联合芳香化酶抑制剂。

2. 化疗　乳腺癌骨转移患者，如果 ER 和 PR 均阴性、术后无病间隔期短、疾病进展迅速、合并内脏转移、对内分泌治疗无反应，则应考虑化疗。化疗方案常根据患者病情和既往化疗方案来综合选择。推荐用于转移性乳腺癌化疗的药物包括：蒽环类、紫杉类、卡培他滨、长春瑞滨、吉西他滨。辅助治疗未用过蒽环类和紫杉类化疗的患者首选 AT 方案（蒽环类联合紫杉类），但临床未判定为耐药和治疗失败的患者也可使用 AT 方案。蒽环类辅助治疗失败的患者可以选择的方案有：XT（卡培他滨联合多西他赛）和 GT（吉西他滨联合紫杉醇）方案。紫杉类治疗失败的患者目前尚无标准方案推荐，可以考虑使用卡培他滨、长春瑞滨、吉西他滨和铂类，也可以单药或联合化疗，但单纯骨转移患者一般不主张采用联合化疗。

3. 放射治疗　放射治疗是乳腺癌骨转移姑息性治疗的有效方法。骨疼痛是骨转移的常见症状，也是影响患者生活质量及活动能力的主要原因之一。脊椎、股骨等负重部分骨转移并发病理性骨折的危险约为 30%。病理性骨折将显著影响患者的生活质量和生存时间。放射治疗用于乳腺癌骨转移治疗的主要作用是缓解骨疼痛和降低病理性骨折危险。放射治疗包括体外照射与放射性核素治疗两类。

骨转移局部病灶的体外照射是骨转移姑息性放疗的首选方法。主要适应证为：有症状的骨转移灶，用于缓解疼痛及恢复功能；选择性用于负重部位骨转移的预防性放疗，如脊柱或股骨转移。骨转移放射治疗的体外照射常用剂量及分割方法有 3 种方案：300cGy/次，共 10 次；400cGy/次，共 5 次；800cGy/次，单次照射。3 种照射方法缓解骨疼痛的疗效及耐受性无显著差异。单次放疗方案的治疗费用显著低于分次照射，但再放疗及病理性骨折发生率高于分次放疗。骨转移单次照射技术尤其适用于活动及搬运困难的晚期癌症患者。

放射性核素治疗对缓解全身广泛性骨转移疼痛有一定疗效，但有些患者在核素治疗后骨髓抑制发生率较高，而且恢复较慢（约需 12 周），可能会影响化疗的进行。因此，临床上使用放射性核素治疗前应充分考虑患者的综合情况，选择恰当的治疗时机。放射治疗缓解骨痛的有效率为 59%～88%，但需一定的时间才能显效。因此，对于放疗明显显效前的患者及放疗不能完全控制疼痛的患者，仍需根据疼痛程度来使用镇痛药和双膦酸盐，而且可以根据病情使用负荷剂量。

4. 手术治疗　骨转移癌的外科治疗原则为缓解症状和提高生存质量。近 20 年来，骨科内固定、人工假体技术的进步，在原发肌肉骨骼系统肿瘤的保肢治疗中，取得了飞跃性的进步，将其成功经验应用于长骨转移癌的治疗，疗效肯定，而原发肿瘤综合治疗水平的提高，使骨转移癌的外科治疗提高生存质量的现实意义愈发凸显。实施恰当的外科治疗是骨转移癌患者减轻疼痛、恢复肢体功能最有效的方法之一。

外科手术治疗乳腺癌骨转移的方法包括：骨损伤固定术、置换术和神经松解术。固定术可以考虑选择性用于病理性骨折或脊髓压迫，预期生存时间大于 4 周的乳腺癌骨转移患者。预防性固定术可以考虑选择性用于股骨转移灶直径大于 2.5cm、股骨颈骨转移、骨皮质破坏大于 50% 或预期生存时间大于 4 周的乳腺癌骨转移患者。

肢体骨转移癌的外科治疗目的是：①缓解疼痛；②重建肢体功能以使患者短时间内恢复负重功能；③方便日后放化疗及日常生活的护理，恢复生活自理。其中缓解疼痛有多种途径，如放疗、化疗及姑息镇痛治疗等，均能很好地缓解疼痛，外科治疗不是唯一的方法。功能重建的一种情况为预防性内固定，避免长骨病理性骨折的发生；另一种情况为病理性骨折的处理，恢复长骨的连续性和负重功能。对于生存期有限的骨转移癌患者，成功的外科治疗非常关键，持续改善生活质量、恢复独立的日常生活是外科手术治疗的最重要目标。骨转移癌常表现为病理性骨折，是否固定骨折、选择何种术式是骨科医师需要考虑的问题。在患者能耐受麻醉和手术的情况下，长骨的病理性骨折最好行内固定术。长骨的病理性骨折经常伴发失血、大块骨缺损、内固定失败、肺栓塞及功能恢复缓慢，因此应尽可能进行牢固稳定的内固定，以减少并发症的发生。长骨的预防性内固定比病理性骨折后再行内固定治疗，在术中出血量、平均住院日，以及术后功能的恢复方面，都具有显著的优越性，尤其是放疗治疗骨转移病灶时，保护即将病理性骨折的肢体要比骨折后再行手术促进愈合更容易。

5. 对有并发症的骨转移瘤的治疗 脊柱转移瘤合并截瘫，脊椎转移瘤多发生在椎体，肿瘤扩张进入椎管，从前方压迫脊髓造成截瘫。此种情况行椎体切除减压已很难彻底解决，单纯椎板减压的效果并不很显著，因减压仅提供脊髓向后退让的余地，脊髓前方的压迫并未去除。但椎板切除减压手术较简单，可从后方减少一部分压迫，因此仍多采用此手术，但术后需继续行放射治疗及（或）化疗。放射治疗在脊柱转移瘤合并截瘫的治疗中占有重要地位，特别是对于一些放疗敏感的肿瘤。

6. 镇痛药治疗 镇痛药是缓解乳腺癌骨转移疼痛的主要方法。骨转移疼痛的镇痛药治疗应遵循 WHO 癌症三阶梯镇痛指导原则，首选口服及无创给药途径，按阶梯给药，按时给药，个体化给药及注意细节。镇痛药物包括非甾体抗炎药、阿片类镇痛药、辅助用药。

（1）常用非甾体抗炎药包括对乙酰氨基酚、布洛芬、双氯芬酸钠、吲哚美辛、萘普生、塞来昔布、氯诺昔康等。

（2）常用阿片类镇痛药包括吗啡缓释片、芬太尼透皮贴剂、羟考酮控释片、吗啡即释片、可待因、美沙酮等。哌替啶不宜用于癌痛治疗。

（3）辅助用药包括三环类抗抑郁药、抗惊厥药、N-甲基-D-天冬氨酸（NMDA）受体拮抗剂、糖皮质激素类、α_2 肾上腺素能受体激动药等。非甾体抗炎药是骨转移疼痛镇痛治疗的基础用药，当镇痛效果不佳或出现中、重度疼痛时，推荐联用阿片类镇痛药。选择阿片类缓释剂按时用药有利于持续缓解骨疼痛。骨转移疼痛患者在持续慢性疼痛的同时，约 63% 的患者伴有突发性疼痛。对频繁发作的突发性疼痛患者，可以通过增加镇痛药的按时用药剂量来缓解，但该法对少数患者无效，因为无法耐受药物不良反应而不能增加按时用药的剂量。控制突发性疼痛的主要方法是备用速效或短效镇痛药，后者单次用药剂量一般为日用剂量的 5%～10%。对于难治的突发性疼痛患者可以考虑使用自控镇痛泵法给药。发生神经病理性疼痛时，应根据病情选择辅助用药，例如出现烧灼痛、坠胀痛等表现时，可选择联用阿米替林、去甲替林或多塞平等三环类抗抑郁剂；出现电击样疼痛或枪击样疼痛时，可选择联用加巴喷丁或卡马西平等抗惊厥药。

7. 乳腺癌骨转移预防　双膦酸盐是焦膦酸盐分子的稳定类似物。破骨细胞聚集于矿化骨基质后，通过酶水解作用而导致骨重吸收，而双膦酸盐可以抑制破骨细胞介导的骨重吸收作用，还可抑制破骨细胞的成熟，并且抑制成熟破骨细胞的功能和破骨细胞在骨质吸收部位的聚集，同时抑制肿瘤细胞扩散、浸润和黏附于骨基质。双膦酸盐适用于：①高钙血症；②骨痛；③治疗和预防骨相关事件（SREs）。SREs 包括病理性骨折、脊髓压迫、高钙血症、缓解疼痛进行的骨放疗、预防或治疗脊髓压迫和病理性骨折而进行的骨手术。

临床研究已经证实，双膦酸盐可以用于乳腺癌骨转移 SREs 相关的并发症，还可以预防乳腺癌骨转移患者发生 SREs。因此，明确有乳腺癌骨转移的患者应首先考虑给予双膦酸盐作为基础治疗。有研究证明双膦酸盐除用于骨转移和预防骨矿物质丢失外，也可用于绝经后早期乳腺癌患者，对于早期乳腺癌患者，双膦酸盐辅助治疗可以降低绝经后女性患者的骨转移风险，降低乳腺癌相关死亡率。

二、乳腺癌骨转移患者的护理

（一）护理评估

1. 健康史　评估患者的月经史、婚育史、哺乳史、饮食习惯、生活环境等。评估患者乳腺癌的分期和诊疗史，用药史、手术史。有无跌倒、坠床史。

2. 身体状况　评估患者有无癌症转移征象，除骨转移外有无淋巴结转移或其他器官转移。评估患者全身营养状况及心、肝、肺、肾等重要器官的功能状态。评估疼痛的部位和性质，再发及加重的因素，缓解疼痛的措施及效果等，评估疼痛发作后治疗的情况，如是否使用镇痛剂、肌肉松弛剂等药物。评估神经系统功能：躯体感觉、温痛觉、触觉及位置觉的丧失平面及程度，肢体运动、反射和括约肌功能损伤情况，有无大小便失禁；评估患者骨折部位活动及关节活动范围。

3. 心理-社会状况　患者有无因疾病、手术、各种治疗等产生不良心理反应及其他应对情况；评估患者对拟采取的手术方式及术后康复锻炼知识的了解和掌握程度；家属尤其是配偶对本病及其治疗、预后的认知程度及心理承受能力。

（二）主要护理诊断/问题

1. 疼痛　与骨折部位神经损伤、软组织损伤、肌肉痉挛和脊髓神经受压迫有关。

2. 尿潴留　与脊髓神经受压，逼尿肌无力有关。

3. 便秘　与脊髓神经受压、体液摄入不足、饮食与活动受限有关。

4. 有皮肤完整性受损的危险　与肢体感觉与活动障碍有关。

5. 自我形象紊乱　与躯体运动障碍或肢体萎缩变形有关，与乳腺癌切除术造成乳房缺失和术后瘢痕形成有关。

6. 潜在并发症：休克、脂肪栓塞综合征、关节僵硬、骨筋膜室综合征、脑脊液漏、失用综合征。

（三）护理措施

1. 心理护理　医护人员必须深入了解分析患者的心理状况，对不同心理反应做出不同的护理措施，关心体贴患者，以诚挚、耐心、理解的心境主动去关心、接近患者，真正做到视患者如亲人，充分取得患者的信赖，正确引导患者，耐心做好其思想工作，合理解答他们提出的各种问题，鼓励患者和疾病做斗争，使其以积极的态度配合治疗。转移性骨肿瘤患者往往极度痛苦、恐惧、绝望。护士要对患者的心理反应进行评估，根据不同的心理反应制订相应的护理计划。从心理上，患者可分为积极面对型、怨天尤人型、恐惧躲避型等多种类型。首先要采用逐渐暴露的方法，适时地、逐步地让患者了解病情诊断结果，使患者缓慢进入角色，以免突然面对事实造成严重心理异常。对于恐惧躲避型，要开导患者接受现实，以追求最好的生活质量。对于怨天尤人型，要有同情心，理解安慰患者，使患者感到被关心。

2. 疼痛护理　转移性骨肿瘤的症状是剧烈顽固的疼痛，为提高患者的生活质量，应有效地控制疼痛。

（1）定期评估疼痛的严重程度以及疼痛对睡眠的影响。

（2）分散患者的注意力，如陪伴患者，多与患者交流、听音乐等。

（3）采用放松疗法、局部热敷、适当理疗。

（4）按医嘱予以镇痛药。镇痛药的应用原则是：尽可能口服给药，避免长期给药，减少精神依赖和生理依赖，有规律地按时给药、按阶梯给药，用药个体化，以缓解疼痛为目的，不应对药量限制过严。

3. 手术护理

（1）术前护理

1）体位：脊柱转移瘤患者予平卧位，减轻体重和负重对脊髓的压迫，佩戴护具，增强脊柱稳定性，对脊柱起到保护和制动作用。

2）行牵引者保持牵引的有效性：①皮牵引时胶布绷带、海绵有无松脱，扩张板位置是否正确，若出现移位，及时调整；②牵引锤保持悬空，不可随意增减或移去牵引重量，不可随意放松牵引绳，以免影响骨折的愈合；③保持对抗牵引力，下肢牵引时，抬高床尾15～30cm。若身体移位，抵住了床头或床尾，及时调整，以免失去反牵引作用；④告知患者和家属牵引期间牵引方向与肢体长轴应成直线，以达到有效牵引。注意观察牵引针、弓有无脱落或松动，牵引针眼有无感染，可每日滴75%乙醇两次；及时擦去针眼处分泌物或痂皮。

3）维持有效血液循环：皮牵引时密切观察患者患肢末梢血液循环情况。检查局部包扎有无过紧、牵引重量是否过大。若局部出现青紫、肿胀、发冷、麻木、疼痛、运动障碍以及脉搏细弱时，详细检查、分析原因并及时报告医师。

4）皮肤护理：胶布牵引部位及长期卧床患者骨突部皮肤可出现压力性损伤，注意观察胶布牵引患者胶布边缘皮肤有无水疱或皮炎。若有水疱，可用注射器抽吸并予换药；若水疱面积较大，立即去除胶布，暂停牵引或换用其他牵引方法。在可能发生压疮的部位放置棉圈、水垫、减压贴或应用气垫床，保持床单位清洁、干燥和平整，定时翻身，并观察受压皮肤的情况。

5）完善术前准备：术前常规戒烟，训练床上排便，根据对手术的了解程度，向患者解释手术方式及术后可能出现的问题，如疼痛、麻木等，告知其医护人员将采取的措施，增加其对手术及术后护理的认知度。

6）患肢护理：骨折局部内出血包扎过紧、不正确使用止血带或患肢严重肿胀等原因均可导致患肢血液循环障碍。应严密观察肢端有无剧痛、麻木、皮温降低、皮肤苍白或青紫、脉搏减弱或消失等血液灌注不足表现。一旦出现应对因对症处理，如调整外固定松紧度、定时放松止血带等。若出现骨筋膜室综合征应及时切开减压，严禁局部按摩、热敷、理疗或使患肢高于心脏水平，以免加重组织缺血和损伤。

7）生活护理：指导患者在患肢固定制动期间进行力所能及的活动，为其提供帮助，如协助进食进水、排便和翻身等。

8）加强营养：指导患者进食高蛋白、高维生素、高热量、高钙和高铁的食物，多饮水，增加晒太阳时间以增加骨中钙和磷的吸收，促进骨折修复。对不能到户外晒太阳的患者要注意补充鱼肝油滴剂、维生素 D 片、强化维生素 D 牛奶和酸奶等。

9）症状管理：转移性骨肿瘤患者的主要症状为疼痛。治疗目的是让患者舒适、无痛苦，并且能够生活自理。缓解疼痛、保持骨稳定性是最常用方法。采用放疗和化疗能够缓解症状，取得满意疗效。骨转移瘤的患者如果未伴有骨折或脊髓神经压迫，大都不需要手术治疗。如果伴有骨折，最好进行手术内固定。某些骨转移患者发生高钙血症，患者出现疲乏、食欲不振、便秘、恶心、多尿等症状，与流感相似，脱水和肾功能不全会加重这些症状，使病情很快恶化。对骨肿瘤转移的患者，控制疼痛、保持肢体功能和行走能力是治疗的第一原则。对未行固定手术或未出现病理骨折的患者，协助翻身、患者体位改变可能会发生病理骨折，在护理操作中应注意。手术后的患者应尽快活动，目的是减少患者术后并发症，护理人员在康复师指导下对加强内固定或假体置换后的患者早期进行主动和被动的活动锻炼。

（2）术后护理

1）观察病情：包括生命体征、下肢皮肤温度、感觉及运动恢复情况；观察手术切口敷料有无渗液及渗出液的颜色、性状、量等，渗湿后及时通知医师更换敷料；观察术肢皮温、运动、感觉等；预防感染；观察患者术后有无疼痛，疼痛严重者予以镇痛剂或镇痛泵。脊柱手术术后脊髓受手术刺激易出现水肿反应，术后严密观察躯体及肢体感觉、运动情况，当出现瘫痪平面上升、肢体麻木、肌力减弱或不能活动时，应立即通知医生，及时处理。

2）体位护理：脊柱手术术后平卧，2 小时后轴线翻身，即翻身时患者双手交叉放于胸前，双腿自然屈曲，一名护士扶肩背部，另一名护士托臀部及下肢，同时将患者翻向一侧，肩背部及臀部垫软枕支撑。四肢手术术后将术肢抬高，以减轻水肿。

3）引流管护理：防止引流管脱出、折叠，观察并记录引流液颜色、性状、量，有无脑脊液流出，是否有活动性出血，有异常及时报告医师。

4）功能锻炼：为预防长期卧床所致的肌萎缩、关节僵硬等并发症，患者宜早期行床上肢体功能锻炼。若患者不能进行主动锻炼，在病情许可的情况下，由医护人员或家属协助活动各个关节、按摩肌肉，以促进血液循环，预防并发症。适宜的功能锻炼包括四肢肌肉、关节的功能锻炼，直腿抬高锻炼，腰背肌锻炼等。

5）预防感染：保持呼吸道通畅，预防因气道分泌物阻塞而并发坠积性肺炎和肺不张。指导患者深呼吸和咳嗽咳痰，遵医嘱予雾化吸入，经常做深呼吸和上肢外展运动，以促进肺膨胀和有效排痰，对不能自行咳嗽咳痰或有肺不张者及时吸痰。进行排尿训练，尽早拔除尿管，多饮水，避免尿路感染。

6）并发症的预防：保持床单位清洁干燥，勤翻身，加强皮肤护理防止压疮。患肢位于功能位，鼓励健侧肢体做力所能及的活动，协助患者提高生活自理能力，防止失用性萎缩。

4. 化疗患者的护理

（1）准备化疗前，应测量患者的身高、体重，准备好血常规、心电图、肝功能、肾功能等检测材料，充分了解各种化疗药物的不良反应，以便出现不良反应时做出相应的处理。

（2）掌握熟练的操作技巧、保护小静脉。熟练的操作技术和无痛的注射技巧可减轻患者对化疗的恐惧。护理人员应掌握熟练的操作技术及专业的理论知识，有计划地选用患侧肢体表浅静脉。乳腺癌术后应避免患侧上肢静脉输液，故术后输液只能在健侧进行，为保护健侧静脉，化疗前辅助用药应选择健侧上肢浅静脉。

（3）如果患者已安置有 PICC，在输入液体前应抽回血，观察管路是否通畅，并再次告知 PICC 注意事项。

（4）如果患者输入紫杉醇，在化疗前夜 22：00 和化疗当日 4：00 遵医嘱服用地塞米松，如果漏服，及时告知医生，更改化疗时间，化疗过程中使用心电监测，密切监测患者血压变化。

（5）注意口腔卫生及饮食，自化疗开始，每日 2 次口腔护理，保持口腔清洁。鼓励患者进营养丰富的食物，多饮水及富含钾离子的鲜果汁，协助患者制定合理食谱。

（6）化疗患者的不良反应及处理

1）胃肠道反应：是患者自述的最严重的化疗副作用，可导致营养不良而影响治疗效果，故应做好充分的准备工作。创造良好的治疗环境，消除房间异味，指导患者合理饮食，不宜在饱餐后或空腹时行化疗，在饭后 2～3h 应用化疗药物最佳；饮食宜少量多餐，化疗期间不宜食过饱及过油腻的食物。输注化疗药物前先输入止吐药、保护胃黏膜类药物和氢化可的松类药物，保证化疗药物按顺序进行，化疗中勤巡视病房，多与患者交谈，分散其注意力，有条件者，可在听音乐、看电视中接受化疗。保持大便通畅，必要时可给缓泻剂；化疗中出现恶心、呕吐应及时处理，呕吐严重者，应给静脉营养。

2）骨髓抑制：是化疗药物最常见的副作用。化疗的同时应按医嘱给予升白细胞药物，定期复查血象。白细胞低于 $1.0×10^9/L$ 时，应遵医嘱预防性应用抗生素，实施隔离治疗和护理，限制探视，以避免交叉感染。

3）脱发：脱发所致的化疗特殊形象是影响患者情绪的严重问题，因此，化疗前应把这一可能发生的问题告诉患者，使其有充分的思想准备。可在化疗过程中佩以冰帽或在发际下用橡皮条扎紧头皮予以预防。

4）化疗药物外渗的预防：化疗药物外渗可致局部组织坏死，一旦外渗，易形成皮肤溃疡，经久不愈，缺乏有效的治疗办法，因此，化疗药物外渗重在预防。化疗药物应按要求配制，先以不含化疗药物的液体穿刺血管，待穿刺成功，确认无液体外渗后再换含有化疗药物的液体。静脉推注时，应先回抽，见回血后方可推注。推注过程中，反复回抽观察，推注速度不宜太快，亦不宜太慢，以免发生渗出及静脉炎，推注时间以 10～15min 为宜。静脉点滴时，应定时巡回观察。化疗药物推注或点滴结束后，再换上不含化疗药物的液体冲洗静脉通路。

5）化疗药物外渗的处理：化疗药物一旦发生外渗，应立即停止注射，推注地塞米松 5mg 后拔针，24h 内持续冰敷，24h 后局部仍红肿者，涂以醋酸考的松软膏，或用地塞米松湿敷，疼痛者用利多卡因和氢化可的松琥珀酸钠行局部封闭，地塞米松和庆大霉素交替湿敷。亦可用生的土豆片外敷患处，减轻局部反应，局部已明显坏死、溃疡者，需外科清创处理。

5. 放疗患者的护理　通过摄片精确地确定肿瘤位置、范围、与正常组织器官的关系，制定护理计划。放疗时应当选择让患者舒适的体位，尽量保持功能位。妥善处理好伤口，促进其愈合，如有感染应控制感染后再行放疗。皮肤护理：放疗数日后即变红，随后呈棕色、毛发脱落、脱屑。重者可有溃疡和皮下组织坏死。晚期可产生皮肤和皮下组织硬化、溃疡、皮肤或软组织恶性肿瘤。在照射中应避免刺激及摩擦，保持干燥，防止感染，可用冷敷、乙醇擦、涂敷刺激性小的抗生素软膏等。放疗后还可出现胃肠反应、骨髓抑制、脱发等。

（四）健康教育

1. 活动　近期避免患侧上肢搬动或提拉过重物品，继续进行功能锻炼。

2. 避孕　乳腺癌术后 5 年内避免妊娠，防止乳腺癌复发。

3. 坚持放疗、化疗　放疗期间应注意保护皮肤，出现放射性皮炎时及时就诊。化疗期间定期检查肝、肾功能，每次化疗前 1 日或当日查血白细胞计数，化疗后 5～7 日复查，若白细胞计数 $<3 \times 10^9/L$，需及时就诊。放疗、化疗期间因抵抗力低，应少到公共场所，以减少感染机会；加强营养，多食高蛋白、高维生素、高热量、低脂肪的食物，以增强机体抵抗力。

4. 根据患者治疗方案制订出院计划　护士要耐心地做好解释工作，增强患者自信心，积极配合治疗，建议家属尽量满足患者的合理需要。指导患者在家中自我护理的方法，例如衣着改变，感染征象的监测。教会患者进行疼痛监测和必要的初步处理，合理进行患肢疼痛的初步处理，告知患者与医生联系的方法。

5. 出院指导　指导患者制订活动计划，锻炼生活自理能力，活动时量力而行，防止病理性骨折。向患者介绍要应用的药物，获得患者的理解，并保证患者用药的依从性，告知药物可能存在的副作用和初步的处理方法。

第九节　乳腺癌的康复护理

除了早期诊断和合理选择治疗方案之外，治疗后康复护理对提高乳腺癌的治疗效果和改善生活质量也有很重要的作用。

一、术后患肢康复护理

运动是乳腺癌术后治疗和康复的重要组成部分，术后康复锻炼是预防术后并发症、促进患肢功能恢复的重要手段。如无特殊情况应鼓励患者早期锻炼，手术后的三个月最为重要，正确的功能锻炼有利于患者恢复，术后早期锻炼需要讲究合适的方式方法。患者术后可因疼痛、疲乏等原因，不能集中注意力进行康复训练，护理人员可为向其解释术后功能锻炼的重要性，鼓励和协助患者早期开始，并教会锻炼步骤及方法，做好患肢的终身护理。

（一）术后功能锻炼的目的

1. 重新开始恢复日常生活。
2. 减少瘢痕挛缩，预防上肢水肿。
3. 保持手臂和肩膀的柔韧性，减少关节僵硬。
4. 提高肌肉力量。
5. 改善整体健康状况。

（二）患肢功能康复锻炼原则

1. 功能锻炼需要严格遵守循序渐进的原则，不可以随意提前，也不能过快增加运动量，以免影响伤口愈合。从手术后的第一天起，患者就可以开始进行手部和腕部的活动。在运动的过程中，患者感到皮肤组织拉扯和伸展是正常的，也可能会感到局部麻木和刺痛，但是不应出现疼痛或手臂肿胀加重。如果出现这些情况，就需要减少运动的强度并请医生指导锻炼。达标要求为患肢上臂能伸起高绕过头顶摸到对侧的耳。达标后继续进行功能锻炼。

2. 建议每天至少运动 3 次（早、中、晚各一次），每个动作重复 10 遍，每次持续 15～20 分钟，并根据疲劳程度灵活调整，以患者不感到疲劳为宜。

3. 术后 7 天内限制肩关节外展，以免影响愈合。

4. 严重皮肤坏死者，术后 2 周内避免大幅度患肢运动。

5. 特殊情况下（如皮下积液较多、行乳房重建术、皮瓣愈合不良等）需在医务人员指导下进行功能康复锻炼。1 周后引流液超过 50ml 时应减少练习次数及肩关节的活动幅度（限制外展）。

6. 患者应掌握自疗自护措施，已经发生患肢水肿者，在排除肿瘤复发、感染的情况下，遵医嘱进行淋巴水肿治疗。

（三）患肢日常防护

1. 避免患肢负重，避免提、拉、推重物，以及大于 5kg 的物品。
2. 穿棉质宽松衣服，避免穿摩擦力大、带刺激性、涤纶材质衣物或紧身衣物。

3. 不在患侧肢体做任何有创性操作，例如打针、输液、量血压等。

4. 避免皮肤处于高温（暴晒）或寒冷的环境中，患侧手臂不要热敷，沐浴时水温不要过高，避免患肢皮肤受伤，一旦受伤，应及时用肥皂及清水清洗干净并覆盖好后，立即寻求医务人员的帮助，以防感染。

5. 避免患肢长时间下垂，应给予患肢支持，长期静态工作时应将患肢抬高，以促进淋巴液回流，睡觉时尽量避免受压。

6. 避免做剧烈运动，过大的外界压力如乘坐飞机时，佩戴弹力袖套保护。

7. 洗涤时戴宽松手套，避免长时间接触有刺激性的洗涤液。

（四）患肢功能锻炼方法

由于手术切除了胸部肌肉、筋膜和皮肤，使患侧肩关节活动明显受限制。随时间推移，肩关节挛缩可导致冰冻肩。术后加强肩关节活动可增强肌肉力量、松解和预防粘连，最大程度地恢复肩关节的活动范围。为减少和避免术后残疾，护理人员应根据患者的病情、手术方式、意识及合作程度、伤口情况、术后天数及引流量、以往康复操作进行情况，制订个体化康复锻炼计划，示范并鼓励和协助患者早期开始患侧上肢的功能锻炼。专业护士指导，家属参与，患者坚持，持续时间 2 年以上，并对患肢进行终身维护。

1. 早期　术后一个月内，拔出引流管前：以手指、手腕、肘关节活动为主，限制肩关节活动。

（1）术后 24 小时内麻醉清醒后：即可开始协助患者进行活动手指及腕部、腿部的屈曲和伸张，例如可做伸指、握拳、屈腕等锻炼。嘱患者在伤口愈合前，不做患肢手臂的外展运动。

（2）术后 1～3 日：进行上肢肌肉的等长收缩，利用肌肉泵作用促进血液、淋巴回流；可用健侧上肢或他人协助患侧上肢进行屈肘、伸臂等锻炼，逐渐过渡到肩关节的小范围前屈、后伸运动（前屈小于 30°，后伸小于 159°）。

（3）术后 4～7 日：开始患肢的功能锻炼，从肘部开始逐步发展到肩部，鼓励患者用患侧手进行日常自理活动，如刷牙、洗脸、进食等，并做以患侧手触摸对侧肩膀及同侧耳朵的锻炼。

拔出引流管后：进行手臂和肩关节的锻炼，改善肩膀活动。

（4）术后 1～2 周：术后 1 周皮瓣基本愈合，可做肩关节活动，以肩部为中心，前后摆臂。术后 10 日左右皮瓣与胸壁黏附已较牢固，循序渐进。待引流管拔除以后，可做抬高患肢、手指爬墙、梳头等活动（每天标记高度，逐渐递增幅度，直至患侧手指能高举过头）。一般每日 3～4 次，每次 20～30 分钟为宜；术后 7～10 日内不外展肩关节，不要以患肢支撑身体，以防皮瓣移动而影响创面愈合。

（5）术后 10～12 天可教患者逐渐做上臂的全范围关节运动：如上提、钟摆、划圈运动等。指导患者做患肢功能锻炼时应注意锻炼的内容，活动量应根据患者的实际情况而定。

2. 中期　术后 1～3 个月，锻炼肩关节周围肌肉群，通过伤口周围组织的反复牵拉，防止瘢痕的粘连，改善肩关节的活动度，逐渐恢复至手术前功能状态。

（1）扩胸运动：仰卧，肘部指向天花板，然后把肘部分开，放在床面上，保持5秒钟。如果感觉疼痛，可以减少肘部张开的范围，或者每次锻炼一只手臂。

（2）爬墙运动：面对墙面，脚趾离墙20～30cm，然后把手放在墙上的肩膀水平。用手指尽可能高地爬墙，直到感觉到肩部拉伸，然后回到开始的位置。手术一侧靠近墙面，肩部距离墙面40～50cm。将手术侧的手放在墙上的肩部水平，然后慢慢地向上移动，直到肩膀感觉拉伸，回到开始的位置。

3. 晚期　术后三个月后，锻炼起到巩固的作用，坚持每日锻炼，并配合游泳、乒乓球等体育运动，终身进行肢体的锻炼和保护。

（五）评估患肢血液及淋巴循环状况预防患肢水肿

乳腺癌术后患侧上肢肿胀系患侧腋窝淋巴结切除、头静脉被结扎、腋静脉栓塞、局部积液或感染等因素导致上肢淋巴回流不畅、静脉回流障碍所致。多数淋巴水肿出现于术后3个月至3年内，因而术后早期上肢功能锻炼可以预防上肢水肿的发生。

1. 定期测量上肢的臂围、水肿情况在患侧和健侧手掌、腕关节上5cm、肘关节下10cm、肘关节上10cm、腋下的部位测量记录。

2. 注意有无受损情况，勿在患侧上肢测血压、抽血、做静脉或皮下注射等。术后避免用患侧上肢搬动重物，腋窝淋巴结清扫的患者患侧肢体不宜提超过5kg的物品。

3. 指导患者保护患侧上肢，平卧时患肢下方垫枕抬高10°～15°，肘关节轻度屈曲；半卧位时屈肘90°放于胸腹部；下床活动时用吊带托或用健侧手将患肢抬高于胸前，需他人扶持时只能扶健侧，以防腋窝皮瓣滑动而影响愈合，避免患肢下垂过久。

4. 向心性按摩患侧上肢或进行握拳、屈、伸肘运动，以促进淋巴回流。已发生肢体肿胀者，在排除肿瘤复发、感染情况下，可戴弹力袖促进淋巴回流；局部感染者，及时应用抗菌药治疗。

二、健　康　教　育

乳腺癌患者除了住院期间做好健康宣教的同时，出院后的健康指导也不能忽视。良好的健康教育能帮助患者后期更科学、更合理地恢复。

（一）活　动

术后近期避免用患侧上肢搬动重物，腋窝淋巴结清扫的患者患侧肢体不宜提过重的物品，做好患肢防护，继续行患肢功能锻炼。

1. 运动强度

（1）化疗或者放疗期间的患者：如果身体承受度允许运动，可以进行较低强度运动（时刻观察白细胞数量，及时与医生和运动处方师三方沟通）。

（2）放疗或化疗结束后的患者：可以进行中等强度的运动。

（3）运动建议：所有有氧训练必须佩戴心率设备，以及自我或运动处方师在旁观察自觉强度认知表。患者在治疗过程中运动的承受能力会出现较大变化。在完成治疗过程后可以缓慢增加各项体力活动的强度。

2. 运动方式

（1）单一的运动方式与单一的用药方式一样，不能达到患者整体所需求的情况。有氧运动、抗阻力运动，再配合柔韧性运动的实际意义和效果更加明显。

（2）运动建议：肿瘤患者运动时应注意动作标准，正式运动前 3～4 周应以学习动作标准为主，避免不必要的损伤。

3. 运动频率

（1）每天进行多组运动，特别是在治疗过程中，患者应逐渐延长每种运动的持续时间。当没有出现运动加重现有症状或者没有产生副作用时，每组运动的持续时间可与健康人群相同。

（2）有氧运动：每周 75 分钟较大强度或 150 分钟中等强度有氧运动，或两种运动强度相结合。

（3）抗阻运动：至少每周 3 次，每组练习至少重复 8～12 次。

（4）柔韧性运动：每天 20 分钟。

（二）避孕

1. 许多罹患乳腺癌的年轻女性，和普通女性一样，也非常希望有自己的孩子。一般而言，乳腺癌如果淋巴结无转移患者，建议术后在完成辅助治疗后 2～3 年再怀孕；术后淋巴结检查有转移的患者建议术后 4～5 年后再考虑怀孕，服用抗癌药或者内分泌药者停药半年以上再怀孕。

2. 夫妻生活也是重要的部分，健康的夫妻生活有助于患者的心理健康和适应新的社会角色，从而提高生活质量。考虑到乳腺癌疾病治疗及预后，通常不推荐乳腺癌患者通过改变激素水平即应用口服避孕药来避孕，使用避孕套或宫内节育器可以避免意外妊娠。

（三）放疗或化疗

1. 放疗期间应注意保护皮肤，出现放射性皮炎时及时就诊。

2. 化疗期间应定期检查肝、肾功能，每次化疗前 1 天或当天查血白细胞计数，化疗后 5～7 日复查血白细胞计数，若白细胞数小于 $3 \times 10^9/L$，需及时就诊。

3. 放疗、化疗期间因患者抵抗力低，应少到公共场所，以减少感染机会；加强营养，多食高蛋白、高维生素、高热量、低脂肪的食物，以增强机体的抵抗力。

（四）义乳或假体

义乳或假体是为提供患者改善自我形象的方法。

（1）介绍假体的作用和应用。

（2）出院时暂佩戴无重量的义乳（有重量的义乳在治愈后佩戴），乳房硕大者，为保持体态匀称，待伤口一期愈合后即可佩戴有重量的义乳。

（3）避免衣着过度紧身，应选择柔软、宽松、全棉的衣物，以减少对手术伤口皮肤的刺激。

（4）根治术后 3 个月可行乳房再造术，但是有肿瘤转移或乳腺炎者，严禁假体植入。

（五）乳房自我检查

乳房自我检查可以帮助了解乳房健康状况，20 岁以上的女性应每月自查乳房一次，40 岁以上乳腺癌术后患者每年行钼靶 X 线摄片检查，以便早期发现乳腺癌复发征象。乳腺癌患者的姐妹和女儿属于发生乳腺癌的高危人群，应提高警惕。

1. 乳房自检时间　检查最佳时间在每个月月经后 5～7 日，已进入更年期、妊娠及哺乳的妇女应定期自我检查，绝经期妇女在每月固定时间定期自我检查。定期的乳房自我检查有助于及早发现乳房的病变，以便于及时治疗。

2. 乳房自检方法

（1）视诊：脱去上衣，站在镜前，两臂放松垂于身体两侧，向前弯腰或双手上举置于头后，观察双侧乳房的大小、形状和轮廓是否对称；有无局限性隆起、凹陷或橘皮样改变；乳头有无回缩、抬高及分泌物；乳晕有无湿疹。然后改换体位，双手撑腰、上举、稍微侧身，从不同角度观察上述内容。

（2）触诊：平卧或侧卧触摸乳房，乳房较小者平卧，乳房较大者侧卧，肩下垫软薄枕，左手手臂置于头下，右手手指并拢，用手指掌面轻柔平按，触摸左侧乳房，切忌重按或抓捏。检查一般是从乳房外上象限开始，依次为外下、内下、内上象限，最后触摸乳房中央（乳头、乳晕）区。注意乳头有无溢液。然后左臂放下，用右手触摸左侧腋窝淋巴结有无肿大。用同样的方法检查另一侧，如发现肿块，应及时到医院做进一步检查，以便明确诊断。

（六）饮食

1. 饮食要配合治疗　在手术前后应合理进食，补充营养。放、化疗期间，坚持适量进食易消化、高营养的食物，以保证身体机能按期接受和完成各种治疗计划。

2. 饮食有节制，不宜过量　过度营养和肥胖对乳腺癌的发生和发展都有不利的影响。因此，在治疗计划完成后的长期生活过程中，应在保证营养需要的前提下，适度饮食，控制体重。

3. 避免饮酒、吸烟。

（七）建立良好的生活习惯

合理的生活方式可以有效预防乳腺癌发生。

1. 控制体重　控制脂肪、糖摄入，绝经后要注意预防肥胖，适当减肥。

2. 保持心理平衡　学会自我控制和调节情绪，理智对待人际关系、家庭、婚姻等方面出现的问题。

3. 健康生活方式　生活协调、规律、不熬夜。

4. 合理的生育时间　早生育和喂奶时间长的妇女可减少乳腺癌的发生可能，不鼓励终身不育。做好避孕工作，避免多次人流。

（八）定期门诊随访

定期按时复诊，不适随诊。

三、随　　访

乳腺癌患者经历手术、化疗和放射治疗等一系列综合治疗后，慢慢回归社会角色，逐渐进入康复随访期。随访是出于监测疾病进展与否的目的，去发现问题、面对问题、解决问题，依赖于患者对疾病的重视和警惕。患者要与医院建立长久的联系，并要根据肿瘤本身的特性定期去医院复查。无论病期早晚，初治还是复治，复查都有利于及时了解病情变化，包括是否出现复发、是否出现了新的肿瘤、是否出现了治疗的不良反应和并发症等。因此，乳腺癌患者应坚持终身随访和复查。

（一）随访目的

1. 了解病情，是否有复发或转移　乳腺癌几乎可以转移到任何器官，乳腺癌复发的危险性在诊断后 3～5 年内最高，50%～75%的初次复发局限在单个器官，其余是多个器官同时出现复发。15%～40%的初次复发是局部或区域复发，常只累及胸壁、腋窝淋巴结或锁骨上窝淋巴结中的一处或多处。此外，30%～60%的初次复发是骨转移，另有 10%～15%是骨转移与其他器官受累同时存在。初次复发在肺脏、肝脏者相对较少，只有 5%～15%和 3%～10%。

（1）及早发现同侧复发和对侧乳腺癌：乳腺癌患者不仅存在手术侧胸壁复发的危险，对侧乳腺癌的发生率也较高。乳腺癌患者发生对侧乳腺癌的机会是 2%～11%。虽然大部分胸壁和乳房肿块通过体检检出，但仍然需要医生的确诊。随访过程也是复发监测过程，直接关系到患者的健康。

（2）监测远处转移和第二癌：远处转移是指癌细胞转移到远处的骨、肝、肺、淋巴结等器官并恶性增殖，定期随访、全身检查对发现远处转移非常重要。第二癌是指其他新的癌症发生。这可能与患者本身有关，也可能与放化疗等因素有关。虽然发生率不高，但仍然要警惕，定期复查可以及早发现，及早处理。

2. 督促需要内分泌治疗的患者及时治疗　接受术后辅助内分泌治疗的 ER/PR 阳性患者来说，要告知患者内分泌治疗的重要性，嘱患者坚持服内分泌治疗药物，不要漏服，不要随意停用，不要随意自行变换内分泌治疗药物的种类，比如他莫昔芬（三苯氧胺）更换到芳香化酶抑制剂（阿拉曲唑、来曲唑、依西美坦），要严格在医生指导下更换药物，严格掌握适应证。出现不良反应及时请专科医生进行处理，不要随意自行停药。很多患者接受化疗、放疗的依从性非常好，但内分泌治疗由于需要患者每天服用，坚持至少五年以上，患者的依从性不好，大大影响了疗效，增加了复发的概率。为保证疗效，避免遗忘漏服或不能坚持，应提醒家属一起监督完成 5～10 年的内分泌治疗。

3. 评估和处理治疗后可能带来的并发症，并提供心理支持　乳腺癌综合治疗后会出现皮肤感染、患肢淋巴水肿等并发症，特别是腋窝淋巴结清扫后的患者发生率更高，一旦出现并发症，需要积极地对症支持治疗，针对个体差异做出相应的心理疏导和安抚，鼓励患者并动员家属给予鼓励和支持。

4. 总结治疗疗效，为今后改进治疗方法提供依据　乳腺癌治疗后的随访和复查是一件十分复杂的长期工作，规范、严谨的随访可以提供大量有关患者生存和生活质量的资料，具有很大的价值。通过分析和研究患者的治疗和预后信息，医护人员可以总结经验，更好地为今后处理疾病做参考和指导，促进社会医学进步。

（二）随访频率

乳腺癌患者之间预后差异可以非常大，少数早期患者可能在短时间内迅速恶化，而某些晚期患者可能存活相当长的时间，甚至不进行任何治疗的患者也可能有较长的生存期。目前随访 30 年或 40 年以上的资料已经不少，这些资料都说明虽然治疗后患者的总体预后改善了很多，但治疗后近期到数十年后都会有患者复发。

一般来讲，乳腺癌新癌灶的出现与治疗后时间长短并没有太大的关系，而复发却有很大的时间性。乳腺癌初次治疗以后，大约一半的复发是发生在 2～3 年之内，3/4 的复发是在 5 年之内。随访时间如下。

（1）在最初两年内，每 3 个月复查 1 次为宜。

（2）在第 3～5 年，以每 6 个月复查 1 次为宜。

（3）此后，每 12 月复查 1 次，直至终身。

当然，在发现异常或有可疑情况的时候，复查的时间间隔要由医生根据个体病情评估决定。

（三）随访内容

复查的内容有很多。首先患者要将一段时间以来的感受、不适和自我检查结果告诉医生，医生会寻找其中是否有复发、转移、新癌灶的迹象，或判断是否有治疗的不良反应。其次医生要对患侧胸壁或乳腺、双侧腋窝、双侧锁骨上下窝、对侧乳腺等部位进行体检。

（1）自我检查：每月自行检查乳房、胸壁、腋窝，发现异常及时就诊。

（2）临床体检：术后两年内每 3 个月 1 次，其后 3～4 年，每 6 个月 1 次，5 年后每年 1 次。

（3）血液检查：血常规、血液生化、肿瘤标志物的检测，每 6 个月 1 次，3 年后每年 1 次。

（4）乳腺超声：每 6 个月 1 次。

（5）腹部、盆腔超声，浅表淋巴结、颈部和腋下淋巴结的彩超：每 6 个月 1 次，3 年后改为每年 1 次；应用他莫昔芬的患者每年进行 1 次盆腔检查。

（6）乳腺 X 线检查：保留乳房的患者，一般在放疗结束后 6 个月时要进行 1 次乳腺 X 线检查，之后一般每 12 个月行 X 线检查 1 次即可。对侧乳腺也是每 12 个月行 X 线检查 1 次。

（7）胸部 CT：每年 1 次；如接受过放射治疗，在放射治疗结束后 6～12 个月开始进行此检查：每 12 个月检查 1 次；如有异常发现，可短期内复查。

（8）乳腺 MRI：接受保乳手术患者可选，或作为其他影像学检查的补充。

（9）骨扫描：出现相关提示症状需排除骨转移者，酌情选择。

（10）骨密度检测：存在腋窝淋巴结转移 4 个以上等高危因素的患者，绝经后或服用第三代芳香化酶抑制剂者；行基线骨显像检查，全身骨显像每年 1 次，5 年后可改为每两年一次。

第七章　乳腺癌患者信息化管理与护理应用

第一节　乳腺癌患者信息收集系统

乳腺癌治疗和康复是一个长期、动态、专业的过程，通过信息化管理帮助医疗人员对乳腺癌患者进行管理以及帮助患者对自己的治疗随访进行管理尤为重要。目前，乳腺癌患者信息化管理主要包括乳腺癌智能治疗随访信息系统、乳腺癌全程管理信息系统、乳腺癌随访信息化管理系统及乳腺癌化疗患者静脉管理系统等。

一、乳腺癌患者智能治疗随访信息系统

乳腺癌患者智能治疗随访信息系统由基本信息、手术及病理信息、综合治疗和随访信息 4 类共 400 余种信息条目组成，乳腺癌智能随访系统的主要功能有信息收集、查询及分析、基于大数据的乳腺癌治疗决策智能学习功能。

（一）信息收集功能

乳腺癌个案信息建立主要由专门数据库随访人员根据既定条目进行数据录入，专科护士可以将信息导入多学科诊疗（MDT）方案智能决策系统（以下简称 MDT 智能决策系统）并进行核对，根据 MDT 智能决策系统录入最终专家决议方案，数据库文员及专科护士随访患者的执行方案，并完善至信息随访系统，进入患者乳腺癌治疗随访阶段，系统根据自定义随访时间筛选需要随访患者，数据库专员根据患者名单对患者进行随访。

（二）查询及分析功能

使用者可以通过智能治疗随访信息系统调取患者治疗、随访信息情况，并根据需求进行分析。

（三）基于大数据的乳腺癌治疗决策智能学习功能

乳腺癌治疗 MDT 决策智能系统具有智能学习功能，如根据设定智能给予同类型的指南推荐方案，或根据数据库内病例信息进行学习给出推荐方案，新的数据进入后，系统进行自我学习并予以推荐等。

二、乳腺癌全程管理信息系统

随着互联网+医疗健康模式的发展,各种平台移动互联网技术的干预方式将乳腺癌个案管理与互联网模式相结合,通过智能信息化系统给予患者更多信息支持,为患者及家属的就诊过程提供便捷。此系统构建出包含6项一级指标(患者档案、治疗追踪、诊疗服务、知识宣教、延续护理、意见反馈),以及20项二级指标及相应内涵的乳腺癌患者全程管理模块内容,形成乳腺癌全程管理公众号平台并应用于临床。乳腺癌全程管理信息系统包含主页功能模块、全程管理功能模块、乳腺癌化疗预约及症候群信息化管理系统和问卷调查功能模块。

(一)主页功能模块

主页功能模块可以链接到各医院公众号,进行网上预约挂号、当日挂号等操作。患者还可以通过此功能模块获取门诊安排、科普知识等相关信息,对于患者经常询问的问题定期进行科普知识更新。随着医疗技术的进步,乳腺癌患者的生存周期延长,患者在疾病的治疗阶段与疾病康复过程中的信息需求也变得多样化,通过移动互联网技术进行健康宣教,能及时提供患者所需的信息。

(二)全程管理功能模块

乳腺癌术后辅助治疗,如化疗、放疗、靶向治疗、内分泌治疗等,可通过信息化手段定期向患者发送治疗提醒,提醒患者按时完成治疗及随访的工作,以增加患者治疗的依从性。

(三)乳腺癌化疗预约及症候群信息化管理系统

患者可以通过全程管理板块进入化疗板块,进行相应的预约,若患者未按照预约时间就诊,系统会予以提示。化疗负责护士在化疗板块根据患者化疗期间的副反应予以记录,对患者化疗期间的症候群进行信息化管理。内分泌治疗期及随访期由门诊随访护士对患者进行症候群的管理,如淋巴水肿等,及时记录患者症状并给予一定的护理干预。

(四)问卷调查功能模块

信息化管理信息系统中应包含问卷调查功能板块,患者可以对住院期间医疗服务质量及信息化使用体验进行评价,评价结果反馈至管理者,进行相关原因分析并改进。

三、乳腺癌随访信息化管理系统

对乳腺癌患者应进行信息化个案管理模式,通过信息化跟踪患者的实时状况,从确诊后接诊每个乳腺癌患者后建立患者基本信息,如床号、姓名、住院号以及患者的确诊类型等。根据不同类型病理报告的时间设定提醒,关注患者病理报告情况并组织多学科讨论,如果患者经过第一次多学科讨论后需要行进一步检测，则由乳腺专科护士进一步推进系统，再根据项目需要时间进行计算，到期后提醒专科护士关注患者报告情况，并帮助患者安排进一步多学科讨论。通过智能化系统帮助乳腺专科护士进行患者管理，提高工作效率。

四、乳腺癌化疗患者静脉管理系统

作为化疗的主要静脉途径之一，经外周静脉穿刺的中心静脉导管（peripherally inserted central venous catheter，PICC）及静脉输液港在乳腺癌患者中应用广泛，尽管有诸多优势，PICC 及静脉输液港作为一种异物留置于静脉内，有可能导致静脉血栓、机械性静脉炎、导管堵塞、导管相关血流感染等并发症的发生。为了给患者提供更好的静脉管理服务，提高护士记录准确性，便于管理及数据的收集反馈，应建立化疗患者静脉管理系统。

化疗患者静脉管理系统项目具有评估、预约、记录、查询、分析及打印功能，能够通过系统对患者进行评估和筛选，为患者智能选择最适合的静脉管理途径，对于需要进行相关静脉穿刺的患者进行穿刺日期预约并打印预约单，穿刺日由穿刺护士记录患者信息，根据置管周期维护记录或由护士通过扫描患者专属二维码获取患者及导管信息，根据当日情况进行记录并打印。信息管理方面，相对于传统方法的患者门诊病历记录无法动态查询，静脉管理系统对于患者每次维护信息及并发症情况等有详细选项，提高了护士记录的准确性。患者正常或非计划性拔管通过扫描二维码并记录拔管信息进行结案。化疗患者静脉管理系统项目能够让患者接受更加方便及快捷的静脉管理服务，准确评估静脉情况，同时化疗患者静脉管理系统可以帮助患者记录留置各类导管期间相关资料，便于查询，护士及管理者也可以通过系统更加及时便捷地了解追踪患者静脉导管的评估、穿刺、维护、并发症及拔管等情况，提供客观、真实的医疗记录。

乳腺癌信息化管理需要根据医疗需求进行及时地更新，并根据使用反馈进行调整，信息化管理已成为医护团队更加高效地工作、患者进行治疗随访的自我管理、有效分析相关科研数据的重要工具。

第二节　乳腺专科网络防治指导中心的构建与患者的护理应用评估

随着早期诊断和治疗水平的提高，Ⅰ、Ⅱ期乳腺癌患者 5 年生存率分别达到 95%和85%以上，越来越多的乳腺癌患者进入慢病状态。在治疗过程中，患者和家属存在着诸多照护问题和需求，对于治疗信息、心理支持和康复护理等多方面的需求也日益增多。随着智能手机和互联网络的应用和普及，应用软件已逐渐成为人们获取信息和即时交流的一个重要途径。随着乳腺专科化护理、多学科诊疗及互联网人工智能的高速发展，如何借由网络信息平台让乳腺科护士更为专业、高效、智能化地为乳腺癌患者提供全程专科护理是专科护理发展中面临的新挑战。网络医疗作为一种创新技术，具有便捷性、可及性、高效性和低成本等优势。网络医疗在提高患者治疗依从性，完善症状管理系统，促进患者的健康行为等方面发挥了重要的作用。

通过查阅国内外相关信息学及护理文献，了解国内外乳腺癌护理信息化的研究现状。在参考相关文献的基础上，在现行的乳腺癌患者全程管理信息化模式基础上，重新梳理全程管理关键流程和技术要点，为网络防治系统设计提供依据，拟定乳腺疾病患者网络防治工作全程管理平台模块内容。

（一）参与乳腺专科网络防治指导中心构建人员

以乳腺专科医护人员为主，相关合作科室（超声科、放射科、病理科等）及人员共同参与，以乳腺疾病为中心，制订相应的网络化中心管理制度及流程，让乳腺疾病患者及家属能运用信息化手段网络化管理，更有效地实现专病专治专防。

（二）乳腺专科网络防治指导中心构建模式

乳腺专科网络平台应覆盖乳腺疾病从门诊就诊、住院、出院、治疗、随访等各期，通过网络化让信息相通、资讯平等，满足个体化需求。

1. 门诊模块　患者互联网预约时或现场挂号时首选智能分诊，通过图文问答、就诊需求进行分类就诊，同时收集患者信息，根据患者的就诊后诊断推送对应的健康科普宣教至患者端，复诊的患者智能识别相应的诊断及予以相应推荐，同时需要入院治疗患者信息直接进入住院系统内。

2. 住院模块　入院后信息与门诊就诊信息对接后，根据出院后病理类型进行信息共享，并实时推送出院后相应的宣教内容，定期复诊及随访。

3. 治疗追踪模块　该模块对乳腺疾病患者治疗及随访过程进行全程追踪记录，特别是针对乳腺癌治疗方案复杂、疗程较长、存在个体差异性且后期健康管理持续时间久的特点，实现动态、纵向、长期记录患者健康状况，该模块对乳腺癌术后辅助治疗，如化疗、放疗、靶向治疗、内分泌治疗，以及以后定期随访的患者会生成治疗路径，定期向患者发送治疗提醒，提醒患者按时完成治疗及随访的工作。如遇节假日，通过微信平台推送医院节假日安排信息给患者或家属，让患者及家属可以更好、更合理地安排自己的就诊时间，不耽误自身治疗，也可以减少不必要的路途奔波。患者还可以通过微信公众平台与专科护士在线联系，为医患提供了很好的沟通平台，也满足了患者对健康知识和医疗信息的个体化需求。

4. 诊疗服务模块　该模块的挂号、预约、检查报告查询等功能可通过链接医院已有的就诊 APP 实现，便于患者快捷地进行挂号、预约。

5. 知识宣教模块　国内学者对乳腺癌患者信息需求的研究结果显示，乳腺癌患者对信息需求十分强烈，且信息需求的具体内容与程度随治疗进程而变化，具有阶段性特点。因此，该模块提供了乳腺癌不同诊疗阶段的知识宣教内容，给患者及家属提供全面、系统的信息。移动医疗技术的使用扩大了乳腺癌患者及其照护者获取资讯的途径，使其更便捷地获得相关照护知识，从而减缓了健康照护领域中医疗或照护资讯不对等的困境，提高了患者自我管理能力，照护者亦对长期照护有了更多认识。知识宣教模块为良性疾病或常规诊治人群提供了乳腺疾病的防治宣教，惠及更多人群。

6. 延续护理　该模块提供乳腺癌不同诊疗阶段的照护要点。由于乳腺癌患者多采取化疗及放疗等治疗方案，治疗期间多为自我照护或由家属照护，以家庭为中心的居家照护适用于乳腺癌患者的健康管理，故该模块为照护者提供不同治疗阶段居家常见照护问题的处理方法。此部分内容以健康宣教为主，患者亦可通过在线交流，与专科护士取得联系，及时解决在诊疗过程中遇到的自我照护问题。由固定健康教育内容与在线交流相结合的形式为患者提供全程照护。

构建乳腺专科网络化防治中心能通过大数据科学地管理患者，实现数据共享，及时即刻地了解就诊及诊治轨迹，能更全面评估患者情况，多学科参与并执行，能切实落实整体护理。

（三）患者的护理应用评估

评估是乳腺专科网络防治指导中心的重要的核心任务，专科护士需运用其专业知识和技能，围绕为患者提供疾病和治疗的相关信息展开，通过系统、全面地评估，针对每一位患者不同的疾病状况、治疗阶段和个人需求，包括帮助患者了解自身疾病目前所处阶段、各类检查的目的及配合、不同治疗方案的选择、治疗可能产生的不良反应及其预防处理、各项治疗流程、治疗及康复期间饮食指导、性生活指导、随访指导、经济支持等。评估患者心理状态及需求，如术前患者心理状态、自理能力、家庭支持等，根据评估患者情况予以干预，如帮助其转介志愿者服务等社会支持服务、年轻乳腺癌患者的生育问题转介至生殖中心、老年乳腺癌患者增强家属配合治疗意识，介绍治疗获益，增强家庭支持等。在网络信息化管理中，重视聆听患者的主诉和使用后的意见，如操作的简便性、信息推送的准确性等。通过质性访谈等方法，汇总家属及患者的反馈，更好地为患者提供人性化的网络安全服务。

网络信息化的管理作为为患者提供延续医疗服务及健康教育的工具，患者或家属在任何时间、地点，只要可以连接网络，就能根据自己的需求获得相关医疗健康信息，护患之间的交流互动，让患者在出院后仍能感受到护士的关心与照顾，增加患者对护士的信任感，使得患者满意度提高，享受更好的就诊体验，真正体现了互联网技术便捷、及时、高效的特点，并能充分调动患者的积极性，提高其辅助治疗的依从性，从而达到提高乳腺癌患者生活质量的目的。网络信息化的管理将最新专科服务理念与最新诊疗模式和最新移动智能系统进行融合，为乳腺癌患者提供专业化、智能化和精准化的专科护理模式，有效解决了乳腺癌患者诊疗中的痛点与护理服务中的难点问题，全面改善了患者医疗服务体验和满意度。

参 考 文 献

刘宁飞，2014. 淋巴水肿——诊断与治疗. 北京：科学出版社

马飞，卢雯平，徐兵河，2018. 乳腺癌全方位全周期健康管理. 上海：上海科学技术出版社

强万敏，姜永亲，2016. 肿瘤护理学. 天津：天津科技翻译出版有限公司

邵志敏，沈镇宙，徐兵河，2018. 乳腺肿瘤学. 第 2 版. 上海：复旦大学出版社

王仲照，2016. 乳腺癌患者护理与家庭照顾. 北京：中国协和医科大学出版社

徐向英，曲雅勤，2017. 肿瘤放射治疗学. 第 3 版. 北京：人民卫生出版社

姚和瑞，伍俊妍，2009. 乳腺癌内科治疗. 北京：中国医药科技出版社

张子固，伍建春，2013. 实用乳腺良性疾病的诊断与治疗. 北京：化学工业出版社

赵刚，蔡海峰，陈杰，等，2017. 现代乳腺肿瘤学. 武汉：武汉大学出版社

中国临床肿瘤学会指南工作委员会，2020. 中国临床肿瘤学会（CSCO）乳腺癌诊疗指南 2020. 北京：人民卫生出版社

左文述，于金明，2017. 乳腺疾病学. 北京：人民卫生出版社